# TRAITEMENT EFFICACE

# PAR LE GALAZYME

## DES AFFECTIONS CATARRHALES, DE LA PHTHISIE

## ET DES CONSOMPTIONS EN GÉNÉRAL

Paris. — Imprimerie de E. MARTINET, rue Mignon, 2.

# TRAITEMENT EFFICACE

PAR

# LE GALAZYME

DES AFFECTIONS CATARRHALES, DE LA PHTHISIE

ET DES CONSOMPTIONS EN GÉNÉRAL

PAR

LE D[R] B. SCHNEPP

Inspecteur adjoint aux Eaux-Bonnes, Chevalier de la Légion d'honneur, etc.



PARIS
VICTOR MASSON ET FILS
PLACE DE L'ÉCOLE-DE-MÉDECINE
1865

TRAITEMENT EFFICACE

# PAR LE GALAZYME

## DES AFFECTIONS CATARRHALES, DE LA PHTHISIE

### ET DES CONSOMPTIONS EN GÉNÉRAL

---

### § 1er. — Définition et origine du galazyme.

Comme l'indique son étymologie, le *galazyme* ou *galactozyme* (mot tiré de γαλα, lait, et λῦμη, levûre, ferment) est du lait qui fermente, qui est en voie de se transformer par la fermentation, et de se charger principalement d'acide carbonique et d'alcool, d'acides lactique, butyrique, etc., etc. ; mais qu'il importe de ne pas confondre avec du lait fermenté et encore moins de prendre pour du petit-lait. Le galazyme est une boisson légèrement acidulée, gazeuse et alcoolisée, qui mousse, petille et enivre comme le champagne et qui contient tous les principes constitutifs du lait. La partie fondamentale, la base presque exclusive de cette préparation, c'est le lait d'ânesse.

Si je n'ai pas la prétention d'avoir fait là une découverte ou une invention, et la chose est d'autant plus rare qu'on tient davantage compte de la marche progressive de l'esprit humain, des idées et des impulsions que les siècles passés transmettent aux siècles futurs, je crois toutefois avoir fait une application nouvelle en médecine pratique et avoir introduit dans l'art de guérir une indication qui est appelée à lutter, avec succès, contre les plus grands maux de l'espèce humaine. C'est en recherchant les causes qui paraissent le plus concourir à préserver des maladies de poitrine les tribus nomades des Baschkires et des Kirgiz, qui errent dans les steppes de la Russie orientale, que je suis arrivé, avec les médecins de ces régions, à considérer très-sérieusement une croyance vulgaire, répandue parmi toutes ces populations, laquelle attribue cette immunité à l'usage presque exclusif que font ces peuplades du lait de jument, appelé *kumis* (koumiss), bu pendant qu'il est en fermentation. Quoique peu disposé à admettre une cause unique dans cette sorte de dégénérescence et à méconnaître les avantages d'une vie complétement libre, passée au grand air et d'une alimentation presque exclusivement animale, je n'ai pas moins conçu l'idée de faire, dès lors, une préparation semblable avec le lait d'ânesse.

### § 2. — Composition chimique du lait d'ânesse et du lait de jument.

Il était naturel de penser d'abord que toute espèce de lait, en outre même de sa composition élémentaire, était susceptible de fournir, suivant la théorie de M. Pasteur, aux êtres organisés d'un ferment, les aliments nécessaires à leur développement ultérieur. Cependant il ne fallait pas oublier que, dans ce cas particulier, il s'agissait d'obtenir une fermentation spéciale, acide et alcoolique, qu'il y avait à éviter la formation de grumeaux de beurre ou de dépôt de caséum, et qu'il fallait empêcher avec soin la séparation des éléments du lait. Les conditions premières, essentielles, auxquelles je devais me tenir, avant tout, c'était au choix du lait; celui-ci devait être riche en glucose, en matière sucrée, et pauvre en caséum ou en principes protéiques, comme l'est précisément le lait de jument; mon attention se portait tout naturellement sur le lait d'ânesse. Je me trouvais d'ailleurs dans l'impossibilité absolue de me procurer du lait de jument, quoique je fusse cependant dans un de nos départements pyrénéens, où l'élève du cheval forme une branche assez importante de l'industrie agricole. Du reste le cheval a une trop grande valeur pour qu'on puisse songer à vouloir arrêter la marche ordinaire du développement de la race dans les contrées occidentales de l'Europe. Il y avait en outre une raison non moins puissante qui devait me guider, c'est que le lait d'ânesse, à l'état frais, est admis déjà dans le traitement d'un grand nombre de maladies et surtout de celles des voies respiratoires.

Si l'on consulte ensuite les travaux de la chimie moderne, il semble en découler qu'il y a une grande analogie de composition élémentaire entre le lait d'ânesse et le lait de jument.

M. Payen (1), subdivisant le lait de plusieurs animaux herbivores en trois groupes, place dans le même groupe le lait d'ânesse et le lait de cavale. Il admet dans ces produits de sécrétions les proportions suivantes :

| Sur 100 de lait. | Anesse. | Cavale. |
|---|---|---|
| Eau | 90,50 | 89,33 |
| Substances azotées | 1,70 | 1,62 |
| Lactose (sucre) | 6,40 | 8,75 |
| Beurre | 1,40 | 0,20 |

La moyenne de cinq analyses de lait d'ânesse a donné à M. Péligot 17 de caséum et d'albumine, sur 1000 parties de lait. M. Doyère a trouvé, pour minimum, 10,7, pour maximum 28, et il admet pour moyenne 21, proportions qui, selon ce savant, ne diffèrent pas beaucoup de celles du lait de jument. En effet, ce dernier lait renfermait de ces mêmes principes protéiques entre 15 et 29, et on peut admettre en moyenne également 21 sur 1000 parties. Ces proportions diffèrent un peu de celles ci-dessus empruntées à M. Payen, mais elles s'éloignent surtout des données de M. Lessing (2), qui n'admet dans le lait de jument que 15 de matières azotées et 20 chez l'ânesse. D'après M. Doyère, la proportion de sucre serait plus forte dans le lait d'ânesse que dans celui de jument, et cela dans le rapport de 64 à 55 sur 1000. M. Péligot a également trouvé 64 de glucose, dans le lait d'ânesse, ainsi que M. Payen ; M. Lessing porte la proportion à 60 ; et, pour ces deux derniers chimistes, le chiffre de la lactine est bien plus élevé dans le lait de la cavale; il serait de 87,5 pour M. Payen, et de 85 pour M. Lessing.

(1) *Précis théorique et pratique des substances alimentaires*. Paris, 1865, p. 139.

(2) *Repertorium der Materia medica*. Leipzig, 1858, p. 69.

M. Péligot a constaté dans le lait d'ânesse 14 de beurre, tandis que M. Doyère y admet jusqu'à 17 ; M. Payen n'y trouve aussi que 14, et M. Lessing même seulement 10, proportion qui serait bien moindre chez la jument ; M. Payen n'y constate que 2 de matières grasses, et M. Lessing, 5. La quantité d'eau est presque la même dans les deux espèces de lait. Donc, à priori déjà, il était permis de croire qu'il serait possible d'obtenir, avec le lait d'ânesse, une boisson analogue à celle du kumis, à l'aide d'une fermentation non moins prompte, toutes conditions égales d'ailleurs, que celle du lait de jument.

### § 3. — Préparation du galazyme.

Me guidant d'après les données scientifiques ci-dessus, j'ai entrepris plusieurs séries d'expériences, dans le but d'obtenir une bonne fermentation de lait. Mais il s'agissait principalement d'obtenir une boisson agréable, ayant les qualités physiques du kumis, jouissant des propriétés physiologiques et thérapeutiques qu'on prête à cette préparation, et pouvant, par la modicité de son prix de revient, être offerte à toutes les classes de malades qui ont besoin d'y recourir. C'était là un problème d'autant plus difficile à résoudre que le lait d'ânesse est très-recherché dans les stations d'hiver et que, par conséquent, les expériences, les essais et les tâtonnements devenaient fort coûteux.

J'ai commencé par un certain nombre d'essais infructueux, dans lesquels je prenais toujours un litre de lait d'ânesse frais, ayant une réaction neutre et une densité de 1033 ; j'y ai développé la fermentation soit à l'aide du levain, soit avec de la levûre de bière, et je le maintenais à une température de 15 à 18 degrés. Quand je réussis à obtenir une bonne fermentation, le lait dégageait de petites bulles de gaz et sa surface se couvrait d'une mousse épaisse ; il avait alors une odeur aigrelette agréable et une saveur légèrement vineuse qui rappelait celle du moût de vin. Ce liquide conservait d'ailleurs la blancheur et la consistance du lait ; il ne renfermait ni grumeau de caséum, ni fragments de beurre. Pour le conserver en état de fermentation, je le place dans un lieu dont la température est inférieure à

15 degrés. Il faudrait bien se garder de mettre ainsi le lait en fermentation, dans une bouteille fermée hermétiquement. Il ferait sauter le bouchon ou éclater la bouteille. Le galazyme bien préparé doit d'ailleurs se maintenir dans une fermentation active, pendant deux ou trois jours, dégager de grandes quantités de gaz quand on l'agite. Toutefois le gaz diminue peu à peu, suivant le degré de chaleur et suivant la quantité de lait ; déjà le troisième et le quatrième jour, il ne s'en produit que fort lentement et fort peu. — Je l'administre le plus habituellement dans les vingt-quatre heures qui suivent sa préparation parfaite ; en prolongeant sa fermentation active, sans addition d'une quantité nouvelle de lait frais, on s'aperçoit bientôt que le liquide devient plus aigre, qualité qu'on recherche quand le galazyme moins acide produit des colliques ou favorise les tendances à la diarrhée. Mais si l'on maintient ainsi, pendant plusieurs jours, le galazyme à une température assez élevée pour y exciter la fermentation, celle-ci perd en intensité, le liquide prend un goût d'acidité plus prononcé et une saveur aigre et amère. Il est un point qu'il s'agit d'atteindre, auquel il faut se tenir sans le dépasser. Un peu d'habitude suffit pour cela.

Le kumis des Baschkires, suivant le docteur Ucke (1), médecin du gouvernement de Samara, se prépare dans une espèce d'outre de cuir ; mais il n'y a là qu'un motif d'économie. Le kumis est blanc comme le lait frais, sans grumeaux de matières grasses ou caséeuses ; il ne laisse pas non plus de dépôt. Sa saveur et son odeur sont légèrement aigrelettes, et son acidité augmente à mesure que la fermentation se développe. L'agitation de l'outre produit une forte effervescence de gaz acide carbonique qui s'en dégage. Pour retarder ou arrêter en partie la fermentation, les Baschkires enfouissent leurs outres dans la terre ou bien ils les placent dans des caves froides ; ils entretiennent aussi la fermentation dans leur kumis en y ajoutant, de temps en temps, du lait frais.

Après avoir obtenu un lait fermentant assez longtemps pour pouvoir être administré à des malades et jouissant des qualités physiques du kumis des Baschkires et des Kirgis, je devais songer à

(1) *Das klima der stadt Samara*. Berlin, 1863.

trouver un moyen qui me permît de préparer de grandes quantités de galazyme et à des prix assez modérés pour que cette boisson, si elle doit atteindre la vertu si vantée du kumis, pût devenir accessible à toutes les fortunes. A cet effet, j'établis une seconde série d'expériences dans lesquelles je mélange au lait d'ânesse des proportions variables de lait de vache. Pour approcher, autant que faire se peut, d'une composition artificielle analogue à celle du lait de jument et d'ânesse, je devais faire un mélange tel, que la supériorité du principe protéique et l'infériorité du glucose provenant du lait de vache fussent corrigées en même temps, à l'aide d'additions graduées et proportionnées d'eau et de sucre. Malgré toutes les précautions, la matière grasse m'a beaucoup gêné au commencement, mais j'ai fini par obtenir de bonnes conditions de fermentation. Le liquide, d'un blanc de lait normal et d'une consistance un peu plus épaisse, présente dès le second jour l'odeur et la saveur aigrelettes du vin nouveau; il ne renferme ni grumeaux de beurre, ni flocons de caséum et il ne forme pas de dépôt. Cependant sa surface est surmontée d'une mousse épaisse, crémeuse, fort agréable aux personnes qui boivent ce lait. La fermentation est fort active dans ces mélanges pendant les premiers jours, et cette boisson monte au nez, comme on dit, pique la langue, à la manière des vins gazeux.

En prolongeant la fermentation de ces mélanges au delà du point que je viens de déterminer, en les tenant dans des milieux où la température est à 20 degrés, on les voit bientôt se séparer en trois couches distinctes : une supérieure crémeuse, une moyenne séreuse et une inférieure caséeuse. Par l'agitation, le liquide reprend la teinte uniforme et la consistance du lait frais ; il dégage de grosses bulles de gaz et mousse beaucoup ; sa saveur aigrelette est fort agréable ; cependant elle prend parfois un peu d'amertume, quand la fermentation tend à s'épuiser.

Mais les préparations dont je viens de parler s'éloignent sensiblement de celles que j'ai obtenues d'abord, par le lait d'ânesse pur; j'ai donc dû entreprendre une troisième série de recherches, en modifiant les proportions de lait et en essayant différents ferments. Je suis arrivé, par des tâtonnements successifs, à des résultats complétement satisfaisants, et cela en mélangeant le lait d'ânesse avec du lait de vache, dans le rapport de 2 à 1. Ces sortes de mélanges, maintenus à une température de 15 à 18 degrés, entrent en fermentation déjà au bout de dix à quinze heures; ils prennent une odeur et une saveur aigrelettes, et, après vingt ou vingt-quatre heures, la fermentation est assez avancée pour que le galazyme puisse, dès lors, être administré.

Ainsi obtenu, ce liquide possède la blancheur, la consistance et l'homogénéité du lait de vache de bonne qualité; il est sans grumeaux appréciables, et sans trace de fragments butyreux ou caséeux; il mousse quand on l'agite, dégageant d'abondantes bulles de gaz, lequel pique au nez quand on le flaire à ce moment; il répand une odeur aigrelette fort agréable et vineuse, qui rappelle franchement celle du vin nouveau. Porté dans la bouche, ce galazyme picote la langue et donne la sensation d'une saveur aigrelette toute particulière qui plaît aux palais les plus délicats. Par le repos le galazyme, ainsi préparé, se couvre d'une mousse crémeuse, légère, qui se délaye facilement dans la masse du liquide, par un simple mouvement d'agitation.

En maintenant la fermentation dans ce liquide, on en augmente l'acidité; il s'y montre bientôt des grumeaux de caséum, et son état d'émulsion tend à diminuer; mais il est facile encore de donner au mélange son homogénéité, par l'agitation. On pourrait d'ailleurs aussi séparer les grumeaux par une simple décantation; mais j'aime mieux le premier moyen, qui me permet de conserver le lait avec toutes ses parties constitutives. Du reste, à cet état même, le galazyme ne dépose encore que des granulations perlées sur les parois des vases où on le conserve; et, dans bien des cas où j'ai dû l'administrer à ce degré avancé de la fermentation pour lutter contre les tendances à la diarrhée, j'ai toujours remarqué qu'il était pris avec beaucoup de plaisir. En continuant plus longtemps l'action de la chaleur sur les mélanges, la fermentation diminue, l'acidité y prédomine avec un peu d'amertume, et il s'y fait enfin la séparation de la partie caséeuse, de la sérosité légèrement citrine, et de la mousse crémeuse qui surnage en quantité de moins en moins considérable.

Quoique j'eusse obtenu, par les essais nombreux ci-dessus énoncés, un galazyme qui pouvait répondre à toutes les indications du kumis en médecine, je ne devais pas moins songer à la question d'économie et chercher à remplacer le lait de vache, dont la richesse en matière caséeuse était un peu gênante et nécessitait une assez forte proportion de lait d'ânesse, par une espèce de *caput mortuum*, le lait de beurre qui peut être considéré comme du lait, moins la majeure partie de la matière grasse et du caséum. En effet, d'après les analyses de M. Boussingault, le lait de beurre est surtout riche en glucose et pauvre en beurre, ce qui le rapproche de la composition du lait d'ânesse. L'odeur et la saveur aigres et amères du lait de beurre ne permettent pas de le mélanger avec le lait d'ânesse dans une proportion plus grande qu'un tiers pour obtenir une bonne fermentation, encore est-elle toujours moins active que quand on emploie le lait de vache normal. D'ailleurs le galazyme ainsi obtenu est toujours un peu plus acide et amer, et il conserve un cachet bien évident de son origine. Il n'est pas toujours facile non plus de se procurer du lait de beurre de date récente. Pour toutes ces raisons, je me crois autorisé à préférer définitivement, pour la préparation du galazyme, le lait de vache frais, uni au lait d'ânesse, dans les proportions indiquées ci-dessus. C'est cette variété même que j'ai toujours administrée chez les malades dont j'aurai à parler plus loin.

### § 4. — Mode d'emploi du galazyme.

Les Baschkires et les Kirgis auxquels les malades vont réclamer, pendant les mois d'été, les bienfaits de la cure du kumis, suivent une certaine méthode dans l'administration de ce lait en fermentation. Ces nomades mettent à la disposition de leur client de quinze à vingt juments, nourries exclusivement des herbages de leurs steppes, Ils font une différence entre le kumis qu'ils préparent avec le lait de ces animaux au commencement de l'été et celui qu'ils en tirent en automne; l'un est aussi plus cher que l'autre, ou bien la location des juments est plus chère pendant la première que pendant la seconde période. Mais, quelle que soit l'explication qu'on veuille donner de toutes ces questions économiques et des effets thérapeutiques différents aux différentes saisons, il est positif que ces nomades font d'abord prendre à leurs malades, et cela indistinctement, puisque aucun homme de l'art ne préside à ces cures, du kumis jeune, encore un peu douceâtre; ils commencent par une dose d'environ deux verres par jour. Si cette boisson produit un peu de relâchement du ventre, ce qu'on ne redoute pas, pendant les premiers jours, on fait usage d'un kumis plus avancé en fermentation, et l'on gradue les doses suivant que ce lait est plus ou moins bien supporté. Dès le troisième ou quatrième jour l'économie s'est habituée à cette boisson, et déjà le malade y a pris goût le plus souvent; alors le nomade lâche la bride à son client quel qu'il soit, car pour tous il a cette règle invariable: *Bois tant que tu veux.* Deux bouteilles par jour, c'est, dit-on, la quantité la plus faible; la plupart arrivent promptement à boire de sept à huit bouteilles de kumis, et beaucoup en consomment jusqu'à quinze et même seize bouteilles, en vingt-quatre heures. Le fait serait à peine croyable, s'il n'était affirmé par des médecins sérieux. D'ailleurs ce n'est que pendant les fortes chaleurs qui règnent dans les steppes et quand les buveurs peuvent rester de longues heures au grand air, que ces quantités si considérables de kumis sonts consommées. La dose moyenne cependant est de huit à dix bouteilles.

Les nomades des steppes de la Russie orientale ont remarqué, de bonne heure, que leur kumis est d'autant mieux supporté et à des quantités d'autant plus considérables, et que celles-ci sont d'autant plus efficaces que la saison de la cure est plus chaude et plus sèche; que, dans les étés pluvieux et froids, les malades boivent moins et qu'ils ne profitent même pas dans la proportion de la durée de la cure. C'est pour cette raison que les médecins de ces provinces pensent, avec M. le docteur Ucke (de Samara), que, pour être efficace, cette cure lactée doit être faite pendant une saison chaude, comme en été, dans les plaines voisines de l'Oural ou, pendant les mois d'hiver, dans l'une des stations hibernales les plus justement vantées pour la sécheresse de l'air et la douceur de la température.

En l'absence de tout renseignement météorologique sur les steppes russes où cette cure du kumis est établie, je vais rappeler les conditions climatériques de la ville de Samara (1) qui se trouve à l'entrée même de ces steppes, à une faible distance des villages des Baschkires, renommés par la bonté de leur kumis. Le docteur Ucke m'apprend que la température moyenne de l'été, dans la ville de Samara, est de 15°,89; celle du mois de juillet, qui est le mois le plus chaud, est de 17°,57; celle de juin de 15°,21, et celle d'août seulement de 14°,91. Pendant ces trois mois, le minimum de la température ne paraît pas tomber au-dessous de 7 ou 6 degrés, mais le maximum s'élève à 25 degrés, ou à 27 et même 29 degrés. Les écarts de la température dans le voisinage des steppes, pendant la saison des cures de kumis, correspondent, à peu près, à ceux qu'on observe, pendant l'hiver, en Égypte, principalement au Caire. Toutefois, l'air qui est plus sec sur les rives du Nil, et l'absence presque absolue de pluie dans la capitale de l'Égypte, seraient plus particulièrement favorables à de pareilles cures; ces conditions permettraient aux malades de passer, tous les jours, plusieurs heures de suite au-dehors, dans ces magnifiques jardins où tout verdit et fleurit alors. On trouverait également, pendant l'hiver, ces mêmes conditions si précieuses en Algérie, pour établir une cure de lait en fermentation. M. Ucke lui-même, qui ne connaît cependant l'Algérie et l'Égypte que par des écrits, me dit, dans une de ses lettres, que ces pays lui paraissent spécialement recommandables pour la fondation de cures de kumis. Nos stations hivernales françaises, Nice, Menton, Cannes, Hyères et Pau, pourraient également se prêter à de pareilles cures, au moins en automne et au printemps, alors que leur température moyenne oscille entre 12 et 16 degrés, mais encore faudrait-il choisir parmi elles les localités où il pleut le moins. Les pluies, quel que soit d'ailleurs l'état hygrométrique relatif de l'air, sont une contre-indication formelle dans les cures de cette nature. En effet, la médication lactée que j'ai instituée à Pau chez

(1) Des malades russes m'ont appris d'ailleurs qu'il existe, à 6 verstes (6 kilom.) de Samara, un établissement dans lequel sont reçus des poitrinaires et traités par le kumis, sous la direction du docteur Postnikoff. Un passage de l'*Almanach de l'Académie de Saint-Pétersbourg* (1865), dont je dois la traduction à M. le colonel Belaeff, m'indique l'existence d'un second établissement du même genre à 3 verstes de Sébastopol.

quelques poitrinaires, dont j'aurai à parler avec détail dans la suite de ce travail, a été interrompue complétement par le temps humide presque continuellement pluvieux de l'hiver de 1864 à 1865.

S'il est incontestable que, dans la partie méridionale de l'Europe, dans le nord de l'Italie et dans le midi de la France, l'automne, qui s'y prolonge jusque vers la fin du mois de décembre, y est généralement une des plus belles saisons de l'année, on ne saurait trop émettre la même opinion au sujet du printemps, qui est capricieux, inconstant, froid ou chaud, sec ou humide. Quant aux hivers, aux trois mois de janvier, février et mars, la question est bien plus délicate encore. Il est presque impossible de démêler la vérité, la réalité des faits, au milieu de toutes les passions et de toutes les rivalités qui se heurtent et s'entremêlent, au sujet de la supériorité de telle station d'hiver sur telle autre. Si encore toutes ces discussions n'étaient que vaines et stériles ! Mais elles ont trop souvent des résultats fâcheux pour les pauvres malades, « ces exilés temporaires », comme les appelle M. le docteur Louis. Savons-nous bien ce que nous voulons ? savons-nous quel climat convient à telle maladie et non pas à telle autre ? savons-nous d'avance quelle influence une localité peut exercer sur une constitution individuelle ? Comment, dès lors, savoir quelles sont les conditions climatériques que nous devons rechercher d'abord pour telle classe de maladies, puis pour telle disposition constitutionnelle ? Si maintenant j'oppose à tous ces inconvénients les appréciations personnelles, les vues théoriques et les systèmes sympathiques que les admirateurs trop intéressés de telle ou telle station hibernale produisent et reproduisent au lieu de faits authentiques et suffisamment nombreux, ne suis-je pas amené à en conclure que les médecins sages et instruits doivent être bien embarrassés et réservés, quand on les consulte sur l'opportunité et le lieu de déplacement d'un malade ?

Il n'y a qu'un moyen pour s'éclairer dans cette voie, c'est de recourir à l'observation, c'est d'interroger les faits ; ces genres de travaux sont longs, mais ils dédommagent par les résultats nouveaux, importants et utiles auxquels ils conduisent. C'est en se basant sur des données de cette nature seulement qu'on peut se décider dans le choix du climat qui doit concourir à l'action de la médication lactée, soit par le kumis, soit par le galazyme.

Mais le choix d'une localité étant fait, il s'agit d'administrer le galazyme à un degré de fermentation convenable et à des doses appropriées à la disposition individuelle. Pendant les premiers jours je donne un demi-verre le matin à jeun, et autant une heure avant le repas du soir. J'exclus toute espèce de laitage, les fruits crus, les acides et les crudités, afin de ne pas troubler l'action propre de la boisson alimentaire, acide et alcoolisée. Le patient ne fait qu'un repas solide au milieu du jour. J'augmente la dose initiale, dès qu'elle est bien supportée. Je la porte à un verre, puis deux, puis trois, suivant les effets amenés par le galazyme, suivant le degré de chaleur, suivant la sécheresse de l'air et surtout aussi suivant l'activité du malade. Il arrive presque toujours que le galazyme, les premiers jours, relâche le ventre, surtout quand il possède encore un peu de douceur; mais il ne saurait être continué à cet état; il ne serait pas bien toléré et les buveurs en prendraient aussi de trop petites quantités. On en administre de plus avancé en fermentation. Dès qu'il est plus franchement aigrelet et qu'il a la saveur vineuse, il est bu en plus grande quantité et toujours bien supporté. Les malades se font bien vite à cette boisson acidule qui apaise la soif, qui calme la fièvre et qui nourrit. En peu de jours je porte la dose journalière à deux bouteilles; le maximum que j'ai pu faire prendre, ça été cinq bouteilles.

## § 5. — **Action physiologique du galazyme.**

L'observation est entièrement muette à l'égard des effets physiologiques du lait en fermentation; c'est que la cure de kumis n'est pas sortie de l'empirisme, même le plus grossier. Il n'existe aucun travail, que je sache du moins, sur l'action de cette boisson administrée à l'homme sain ou à l'homme malade; je ne connais pas de médecin qui ait suivi, dans les steppes de la Russie, une cure de kumis. Tout ce qu'on dit et qu'on publie au sujet de cette médication ne repose sur aucune garantie, soit de science, soit d'authenticité même. De nombreux malades y auraient puisé la santé; et, par un juste sentiment de reconnaissance ils en vantent les effets merveilleux. C'est ainsi que la plupart des médecins, même les plus voisins des steppes, ne jugent de l'importance de la cure de kumis que d'après les récits des malades. Toutefois les nomades de ces contrées orientales de la Russie ont été frappés, de tout temps, de ce fait constant que les malades, qui viennent suivre la cure de kumis, prennent de l'embonpoint et engraissent même plus ou moins, quel que soit pour eux d'ailleurs le genre de maladie de leurs clients. Le développement de cet embonpoint se fait avec une grande rapidité ; en trois ou quatre semaines le pensionnaire des Baschkires et des Kirgis n'est presque plus reconnaissable, tellement il reprend vite et radicalement, grâce au seul kumis. Or, pour ces hommes simples, reprendre des forces, c'est vivre, c'est guérir ; et, j'ajouterai volontiers, cela devrait bien être une vérité non moins sérieuse pour nous ! Le développement des organes ne présuppose-t-il pas une nutrition et une assimilation en harmonie avec les transformations profondes et intimes de l'économie ? Quand la santé est prospère, il est difficile d'admettre que cette prospérité repose dans le fonctionnement d'un seul appareil ou système d'organes ; il en résulterait pour cet organe une hyperplasie, un désordre, une accumulation, une véritable maladie. Cette hypothèse nous ramènerait tout droit à l'ancienne doctrine des exsudats plastiques, à l'organisation du blastème, afin d'expliquer un développement partiel. Déjà nos savants maîtres de l'école de Berlin, qui ont signalé toutes les défaillances de cette théorie, cherchent à asseoir la pathologie sur des bases scientifiques et positives. La doctrine du blastème suppose que nos organes et nos tissus d'organes se reproduisent et s'accroissent à l'aide d'une génération spontanée des éléments que rien ne justifie ! Depuis une dizaine d'années, les dernières recherches du professeur Virchow sont venues couronner l'édifice, en mettant hors de doute que l'accroissement constitutionnel, comme la génération des tissus elle-même, provient de la multiplication des cellules soit endogène, soit exogène.

Quelle que soit l'explication qu'on accepte, quant à l'accroissement ou au développement du tissu cellulaire, sous l'influence des cures de kumis, il est évident qu'il n'existait nul travail médical sur l'action de cette médication, au moment où le docteur Ucke (de Samara) a publié son ouvrage (1863). Lui-même et ses confrères de la même province n'avaient jamais contrôlé, encore moins employé cette cure lactée; ils ne pouvaient en parler que d'après ce qu'ils entendaient dire de ses merveilleux effets, soit par les malades qui en avaient éprouvé les bienfaits, soit par les Baschkires et les Kirgis mêmes, les vrais dépositaires, jusqu'à présent du moins, de tous les secrets de l'action physiologique et thérapeutique du kumis.

Tout ce vague, tout cet inconnu réclament des investigations scientifiques qu'il importe au gouvernement russe de provoquer au plus tôt. Il y a là non-seulement une source de prospérité nationale, mais il y a par-dessus tout une immense question humanitaire!

L'*Almanach impérial russe* de cette année nous apprend que, sans attendre cette sanction de la science, l'industrie s'est emparée de ce moyen de traiter les maladies de la poitrine et a formé un établissement privé dans les steppes voisines de Samara et un autre dans les environs de Sébastopol. Les médecins qui sont à la tête de ces maisons de santé pourront nous éclairer sur les avantages réels de la cure de kumis, pourvu, toutefois, qu'ils se bornent à enregistrer avec soin leurs observations et qu'ils n'omettent pas les faits pour ne produire que des théories.

En l'absence de toute donnée scientifique et positive sur la cure par le lait en fermentation, j'ai dû me préoccuper de rechercher par moi-même quelle est son action sur l'économie saine ou du moins paraissant telle. L'occasion ne tarda pas à s'offrir tout naturellement. Une femme, âgée de vingt et un ans, qui venait de quitter la campagne où elle avait dû laisser son nourrisson, par suite de l'épuisement auquel l'avait réduite un allaitement de treize mois et demi, coïncidant avec une alimentation pauvre et insuffisante, se place à Pau, dans une famille étrangère que je visite fréquemment. Cette femme que je vois pour la première fois, le 2 octobre 1864, est de taille plutôt petite que moyenne; elle pèse 28kil,500; sa maigreur est assez prononcée, ses chairs sont flasques; elle porte des taches jaunes terreuses sur la peau du visage; l'appétit est bon, il y a beaucoup de soif et une constipation assez habituelle; le pouls est à 88 ou 90 pulsations régulières, il y a un peu de souffle au premier temps et à la pointe du cœur; un souffle se perçoit également dans les vaisseaux du cou et à droite seulement; le sang des menstrues est pâle et il y a de la leucorrhée. Se trouvant dans de meilleures conditions hygiéniques, cette femme reprend un peu de force, son teint est moins jaune, mais la maigreur persiste, le pouls conserve 80 pulsations et le souffle du cœur et des vaisseaux du cou subsiste encore, un mois plus tard ; le poids du corps n'a pas varié non plus sensiblement ; il est de 28kil,800. Pouvant disposer d'une certaine quantité de galazyme, je lui en fais prendre, en commençant par un verre, le 28 octobre. Je porte la dose à deux verres le lendemain.

Il survient quelques gargouillements du ventre, des vents et trois selles. Je continue le galazyme à la même dose, seulement à un degré de fermentation plus avancé.

Le troisième jour, il n'y a plus que deux selles, et le quatrième seulement une, mais encore avec quelques coliques. J'augmente alors la dose d'un verre par jour, de manière que, le 8 novembre, cette femme prend près de deux bouteilles de galazyme, déclarant d'ailleurs qu'elle boit avec plaisir cette quantité et trouvant que c'est pour elle un moyen très-agréable d'apaiser sa soif. Son sommeil est plus calme et plus continu ; sans se fatiguer beaucoup le jour, elle dort de neuf heures du soir à six heures du matin ; et, vers dix heures du matin, quand elle a pris ses quatre verres de galazyme, elle redormirait bien volontiers encore. Par moments elle est comme enivrée, loquace et titubante ; mais peu après, elle est plus affaissée et elle devient indifférente à ce qui se passe autour d'elle. Ses maîtres, qui me parlent de cet état, pensaient qu'elle buvait du vin ou des liqueurs ; mais il n'en est rien. Ce léger degré d'ébriété ne dure que fort peu de temps, une heure ou une heure et demie au plus, et il paraît qu'il est même moins prononcé déjà que les premiers jours. A ce moment, le pouls est large, souple et régulier, à 72 pulsations ; les extrémités sont plus chaudes, mais il ne survient pas de sueur ; les selles sont normales et il y en a une par jour ; les urines sont claires, limpides, mais pas plus abondantes que la proportion des liquides consommés.

Le 10 novembre, le poids du corps s'élève à 29kil,500.

La quantité de lait portée à deux bouteilles pleines est bien supportée, sans coliques, les selles deviennent plus rares et plus dures, la quantité d'urine semble supérieure à celles des liquides ingérés ; le sommeil est encore plus prolongé, il y a une grande placidité d'esprit ; la peau s'anime et le visage perd ses taches jaunes et terreuses.

Le 20 novembre, je ne trouve plus de souffle bien évident au cœur et pas du tout dans les vaisseaux du cou ; le pouls est entre 60 et 66 pulsations ; la leucorrhée est presque complétement tarie. Mais l'indolence du caractère de cette femme et ses dispositions si impérieuses au sommeil m'obligent à cesser l'usage du galazyme. D'ailleurs sa santé n'a jamais été aussi bonne : beaucoup d'appétit et une digestion excellente, de la fraîcheur et des forces, mais peu d'activité physique et intellectuelle. Le poids du corps, en ce moment, est de 30kil,750.

En reprenant son genre de vie habituel, cette femme conserve pendant quelques jours une certaine disposition à la constipation. L'appétit se maintient, les forces croissent avec l'activité corporelle, et quoique l'état général paraisse aller en s'améliorant toujours, en même temps que toute trace de leucorrhée disparaît, le poids du corps, quinze jours après la suppression du lait, ne présente qu'une augmentation bien faible, il est de 31 kilogrammes.

Dans ce cas, ainsi que dans les autres que je rappellerai plus loin, le lait a été pris avec plaisir ; ceux qui le recherchaient avec plus d'avidité c'étaient ceux qui pouvaient se promener au grand air et qui provoquaient ainsi de la soif. Les malades aussi qui sont tourmentés par la fièvre et bien altérés boivent avec une avidité plus grande encore cette boisson acidulée et gazeuse. Comme action immédiate, il se montre, chez presque tous les buveurs de galazyme, une certaine tendance au relâchement. Pris trop près des repas, il précipite la digestion, donne lieu à quelque éructation gazeuse, comme si l'on avait bu de la bière bien mousseuse ; puis il produit des gargouillements abdominaux et des vents. C'est surtout le froid humide et le défaut de mouvement qui semblent provoquer du désordre dans le tube digestif, mais ordinairement la digestion s'améliore, à mesure que le lait devient plus acide et qu'on en prolonge l'usage. Il est presque constant qu'il se montre, après le relâchement des premiers jours, une tendance à la constipation. Chez un des cinq malades seulement il m'a fallu borner son usage à un litre, au maximum, dans les vingt-quatre heures. Cette quantité de galazyme a suffi pour amener presque tous les jours deux selles, parfois avec dévoiement. J'ai hâte d'ajouter que ce patient était un Allemand paisible, peu actif, vivant presque toujours chez lui enfermé et se nourrissant surtout assez mal. Dans un autre cas de phthisie arrivée à la fonte tuberculeuse, mais l'appareil digestif fonctionnant avec une intégrité parfaite, j'ai pu rapidement augmenter les dose, de galazyme. Ce malade, loin d'avoir été relâché, a toujours montrés pendant la cure lactée, une forte tendance à la constipation et, quand le galazyme a été supprimé, il est resté constipé réellement, pendant les premiers jours.

Sous l'influence du galazyme la soif a toujours été apaisée et, dès que la dose atteint de quatre à six verres, les personnes soumises à cette cure ne boivent plus d'autre liquide, si ce n'est au repas du milieu du jour, où je leur accorde un peu d'eau rougie, ou de la bière allemande légère. L'appétit est stimulé, non-seulement les premiers jours mais encore pendant toute la durée de la cure. Toutefois quand celle-ci se prolonge au delà d'un mois, ou quand le temps est humide ou pluvieux et que le malade ne peut pas sortir, il se produit des symptômes de plénitude, de l'embarras des premières voies; la langue se charge et il se montre des flatuosités. Chez un de mes plus grands malades j'ai été amené à continuer l'usage du galazyme pendant quarante-deux jours, par suite de l'amélioration progressive que je constatais; mais alors l'appétit a diminué, la langue large s'est couverte d'un enduit blanc sale et les selles sont devenues plus rares, le malade n'éprouvait pas de dégoût pour le lait gazeux dont il ne prenait plus, en ce moment, que trois litres par jour, mais il en accusait une certaine plénitude ou du moins une saturation.

L'action du galazyme, même pris à petites doses, retentit sur la fonction des reins, dans tous les cas, après un usage plus ou moins longtemps prolongé. Dans l'observation ci-dessus rapportée et dans celles de six autres malades, cette influence a été caractérisée par un changement bien prononcé dans la sécrétion rénale; les urines, de troubles, louches ou épaisses qu'elles étaient, sont devenues claires, limpides et généralement plus pâles. Chez trois malades seulement qui ont bu une certaine proportion de lait gazeux par jour, elles sont réellement devenues plus abondantes, eu égard à la quantité de liquide ingéré. Tous les Russes, qui ont pu me donner quelques renseignements sur l'existence dans leurs steppes, m'ont appris que les personnes qui suivent la cure de kumis, chez les Baschkires ou les Kirgis, urinent plus facilement et plus abondamment surtout; sous ce rapport, ils comparent l'effet de cette boisson à celui qu'on éprouve généralement quand on fait usage d'un vin blanc léger.

M. Ucke et ses confrères du gouvernement de Samara, qui parlent de la cure de kumis, mais sans l'avoir employée jamais, ne signalent pas cette influence sur l'appareil uropoétique, mais ils croient, toujours d'après le dire des malades, que cette boisson en fermentation active la sécrétion cutanée, que les personnes qui en font un grand usage suent facilement et beaucoup. Aussi parlent-ils déjà de crises! Je n'ai pas remarqué ce phénomène chez mes malades, en général, mais aussi la dose de lait la plus forte que j'aie employée a toujours été beaucoup plus faible que celle qu'on boit ordinairement dans les steppes de la Russie. Chez quatre seulement j'ai noté, après plus de quinze jours d'administration de galazyme, un peu plus d'activité dans les fonctions cutanées : l'un qui était sujet à un prurit chronique, probablement lichénoïde, pendant une dizaine d'années de sa jeunesse, éprouvait un peu de moiteur sur les membres inférieurs, pendant la nuit; deux autres ont vu reparaître des sueurs de pieds qui étaient supprimées depuis plusieurs années et le quatrième montrait réellement une plus grande disposition à la transpiration, dès qu'il se livrait à un exercice un peu actif. Non-seulement les sueurs profuses et pathologiques ,qui surviennent pendant le sommeil et qui affaiblissent tant les phthisiques, à toutes les époques de leur cruelle consomption, ne se sont jamais présentées à mon observation, mais encore celles-ci ont été dissipées par la cure du galazyme, si elles existaient auparavant. Il est fort probable cependant que la consommation d'une énorme quantité de lait en fermentation, pendant une saison chaude et sèche, dispose également à une activité plus grande des fonctions de la peau.

La plus grande unanimité règne au contraire sur l'action enivrante du kumis. Ceux qui en prennent plusieurs bouteilles par jour vivent dans un certain état d'ébriété caractérisée, moins par une surexcitation des facultés physiques et intellectuelles, que par un véritable affaissement qui les rend peu dispos à un travail quelconque. Cela ne va cependant pas jusqu'à l'anéantissement des facultés. Ces grands buveurs de lait en fermentation sont surtout portés au sommeil et rien, dans les steppes, ne les empêche de satisfaire ce besoin. Aussi, dit M. Ucke, les malades qui viennent dans les villages des Baschkires, avec l'intention formelle de consacrer les longues journées d'été qu'ils ont à passer au milieu de ces nomades à de bonnes et solides lectures ou à une correspondance active, ne parviennent, en général, à faire ni l'un ni l'autre. Le temps que leur laissent les promenades et les heures consacrées à la boisson est absorbé par le sommeil. Ce phénomène s'est présenté chez toutes les personnes qui ont suivi la cure de galazyme, même chez celles qui ne prenaient qu'un litre par jour, seulement à un moindre degré, et je n'ai pas eu à observer une ivresse bien réelle. Chez les buveurs de galazyme, j'ai remarqué peu de loquacité, mais plutôt un certain degré d'hébétude, d'affaissement et une forte disposition au sommeil, qui est aussi réparateur qu'il est impérieux.

Cette existence, si régulière et si paisible, si exempte d'émotions vives et si exclusivement végétative, amène une douce sédation dans les fonctions organiques et un calme réparateur dans celles de la vie de relation. Les phénomènes nerveux s'apaisent et disparaissent ; la constitution la plus détériorée se relève et se ranime, se répare. Comme une des conséquences les plus immédiates et les plus évidentes de cette médication lactée, je constate le développement d'un certain embonpoint qui s'accroît avec une rapidité telle, que le malade soumis à une cure de trois à quatre semaines passe par une véritable phase de métamorphoses. Dernièrement un colonel russe me disait qu'étant allé dans les steppes des Kirgis, il y a un an, il s'est informé d'un général qu'il avait parfaitement connu dans l'état de maigreur prononcé dans lequel celui-ci s'était rendu dans les steppes, un mois auparavant ; il lui trouva une mine tellement bonne, un embonpoint tellement prononcé, et il le vit dans une disposition telle d'ébriété et de gaieté inhabituelles qu'il hésitait à le reconnaître. C'est contre la maigreur, dit M. Ucke, que le kumis agit avec le plus d'efficacité et la plus grande rapidité. Il a vu des malades qui, se rendant dans les steppes dans un véritable état de fantôme, en revenaient, après une saison de trois à quatre semaines, avec un embonpoint bien marqué. Ceux qui en reviennent après une seconde saison présentent un changement moins prononcé extérieurement, mais leur constitution intime n'a pas moins profité de la seconde que de la première cure. Si, pendant une saison, les phénomènes de nutrition paraissent se passer plus particulièrement dans le tissu cellulaire sous-cutané, ils agissent, dans une seconde, sur le même élément du système musculaire qui acquiert alors plus de tonicité et plus de puissance, sur le tissu conjonctif sous-muqueux qui devient plus animé, sur celui des organes profonds qui accusent une plus grande vitalité physiologique.

L'administration du galazyme, quoique faite à des doses comparativement assez faibles, à 3, à 2 et même à 1 litre, m'a cependant permis de constater toujours un véritable travail de reconstitution ou de réparation, chez tous ceux qui ont été soumis à cette médication. Tenant à apprécier les effets du galazyme dans les phénomènes de nutrition, avec toute la rigueur possible, j'ai eu recours à la balance. L'accroissement le plus considérable que j'aie pu constater est bien différent suivant les doses de lait employé. Ainsi, chez ceux qui prenaient les quantités les plus faibles, le poids du corps n'a augmenté, au maximum, que de 2 kilogrammes et demi ; tandis que d'autres qui buvaient jusqu'à 3 litres et demi de galazyme par jour, ont gagné en poids jusqu'à 7 kilogrammes, dans une période de quarante-deux jours, la plus longue cure que j'aie instituée. C'est bien là une preuve non équivoque de l'influence du lait en fermentation dans le phénomène de nutrition. Ceux qui prennent une faible dose de galazyme, un litre au plus, par exemple, en profitent moins, toutes autres conditions égales d'ailleurs, que ceux qui en consomment 2 ou 3 litres par jour. Chez les uns et les autres l'augmentation du poids du corps tombe après la suppression de cette boisson lactée ; et, quoique la santé générale se soutienne ou aille même en s'améliorant toujours, la balance indique des pertes plus ou moins sensibles.

Ainsi l'embonpoint qui se développe si rapidement chez les personnes qui suivent une cure de galazyme est bien réellement un phénomène qui dépend de ce liquide en fermentation. Il y a là un accroissement qui se passe dans le tissu conjonctif sous-cutané et sous-muqueux. Cette restauration est liée aussi à une activité fonctionnelle qui favorise les transformations intimes et qui rend possible seulement l'absorption de grandes quantités de lait. En effet, l'accroissement, la nutrition des organes ou du tissu élémentaire, cellule primordiale, ne saurait, suivant les belles recherches du professeur Virchow, découler d'une affluence superflue de liquides nourriciers, mais bien d'une juste harmonie entre les besoins, l'activité, la réparation des éléments des tissus et le fluide nourricier, de telle manière que les matériaux réparateurs ne surchargent pas certaines parties élémentaires aux dépens des autres (1).

C'est bien en partant de cette manière de voir qu'il est facile de comprendre qu'un organe, un tissu élémentaire peut s'accroître, se développer sans que pour cela il se produise un retentissement sur le système circulatoire, contrairement à l'ancienne doctrine du blastème, du cytoplaste ou de l'exsudation plastique. Ainsi, dans mes observations il a été plus facile de constater le développement de l'embonpoint que des modifications du côté de la circulation. La dureté et la fréquence du pouls n'ont diminué d'une manière appréciable, chez quatre de mes malades, qu'avec une dose de 1 à 2 litres, et chez les trois autres qu'après quinze jours du traitement lacté; ceux-ci buvaient encore moins de galazyme que ceux-là. Toutefois des phthisiques, qui ne pouvaient prendre le plus léger aliment, sans éprouver un mouvement fébrile caractérisé par de la chaleur et une accélération du pouls allant jusqu'à dix et quinze pulsations par minute, n'éprouvaient plus de ces exacerbations en buvant le galazyme, même à des doses de plus en plus croissantes. Il est d'ailleurs survenu chez les uns et les autres, sous l'influence de cette cure de lait, une véritable sédation dans le système circulatoire; le pouls est

(1) *Cellular pathologie.* Berlin, 1862, p. 105.

devenu lent, large et souple ; la fièvre hectique et les redoublements journaliers ont cédé chez la plupart, et les dispositions aux hémoptysies ont disparu peu à peu. De pareils changements, s'ils ne donnent pas précisément la mesure des qualités plastiques du sang, indiquent cependant d'assez sérieuses et heureuses modifications dans la crase sanguine.

Le gazalyme agit sur les muqueuses non-seulement en y développant une vitalité plus grande, en activant leurs fonctions, mais il semble ramener celles-ci au type normal. Ainsi nous avons vu, dans une observation ci-dessus, une leucorrhée se tarir sous la seule influence d'une cure lactée de trois semaines. Chez une autre malade, une phthisique de trente-deux ans, arrivée au cinquième mois d'une huitième grossesse, ayant des tubercules crus dans les deux sommets du poumon, tourmentée par une laryngite chronique et symptomatique, par une toux quinteuse et sèche, il coexistait, en outre, une diarrhée chronique remontant à quinze mois. Soumise à la cure du galazyme, cette malade éprouve d'abord des coliques, des gargouillements et une plus grande fréquence de selles. Je lui fais alors prendre du lait plus aigrelet et plus avancé en fermentation. Les douleurs abdominales diminuent ainsi que les selles ; puis celles-ci, perdant leur caractère séro-muqueux, changent de couleur, deviennent verdâtres et jaunes, reprennent peu à peu de la consistance et diminuent de fréquence. Après vingt jours de traitement par le galazyme, la malade n'a plus qu'une selle en vingt-quatre heures ; toutefois de légers écarts de régime lui redonnent du dévoiement. L'état général a repris en même temps ; la toux est devenue moins sèche, moins pénible et plus rare ; les crachats, après avoir été plus abondants, pendant la première partie de la cure, ont également diminué. Cette dame n'ayant pas voulu consentir à se faire peser, il m'est impossible d'indiquer, d'une manière précise, l'accroissement en poids qu'elle a pris incontestablement pendant cette cure.

C'est probablement à l'influence salutaire que le lait en fermentation produit sur la muqueuse des bronches que le kumis doit en grande partie son immense réputation. Aussi ai-je vu les phthisiques, sous l'action du galazyme, cracher d'abord plus aisément et plus abondamment; puis les sécrétions muqueuses vont en diminuant; elles se modèrent en même temps que la toux; la respiration devient plus libre. J'ai vu des poitrinaires, qui n'avaient pas franchi le premier stade de la dégénérescence tuberculeuse, perdre leur toux et ne plus cracher que trois ou quatre fois le matin, et cela après trois semaines de cette médication lactée. Je dirai plus loin comment le galazyme intervient, avec une si puissante efficacité, contre la tuberculisation.

### § 6. — Action thérapeutique du galazyme.

Quoi qu'il en soit de l'explication que la physiologie puisse tenter un jour de l'action curative du lait chargé, par la fermentation, d'acide carbonique et d'alcool, appelé kumis ou galazyme, dans les affections chroniques de la poitrine, nous savons, par une pratique extrêmement répandue et par un empirisme grossier, qui se sont passés jusqu'à présent de la sanction de la science des interprétations, que cette médication est dominée par deux faits irrécusables: 1° le lait en fermentation est un agent éminemment nutritif; 2° son action fondamentale porte sur le système cellulaire, gangue commune et élément propre à tous les organes de l'économie. Il est vrai qu'il existe une foule d'aliments, mais nul n'agit à la façon du lait en fermentation. On chercherait vainement dans l'arsenal pharmaceutique un agent qui exerçât une influence aussi prompte et aussi efficacement salutaire sur les affections catarrhales, chroniques, et j'ajouterai, d'après mes propres observations, sur la phthisie tuberculeuse et sur toute espèce de consomption. Il est même fort probable que c'est aux effets curables et constants du lait de jument gazeux et alcoolisé, dans les maladies de consomption, que les cures des Baschkires doivent leur grande et solide réputation.

On apprend des malades qui reviennent de ces steppes, après une première cure de kumis, que leur toux et leur expectoration ont diminué considérablement, sous l'influence de cette médication lactée; que leurs mouvements respiratoires sont devenus plus libres et plus amples, en même temps que leur maigreur a été remplacée par un embonpoint notable. Si tout cela ne constitue pas, pour l'homme de l'art ou le praticien le plus vulgaire, une preuve suffisante de la curabilité de la phthisie par le kumis, il est cependant tout naturel que le malade, dans sa reconnaissance, et ceux qui l'entourent proclament les effets bienfaisants qu'ils ont obtenus; et qu'y a-t-il d'étonnant, dès lors, qu'on ait un peu surfait le mérite de cette cure, et que l'on ait considéré toutes les guérisons des maladies de la poitrine comme des phthisies tuberculeuses guéries? Dans tous les cas, il n'y a pas de croyance plus solidement enracinée, chez les populations de la Russie orientale, que celle de la guérison de la maladie de poitrine par le lait de jument en fermentation.

L'observation médicale manquant complétement à cet égard, il n'y a pas lieu, quant à présent, de s'occuper de l'action curative du kumis sur le tubercule. Je me borne à signaler, d'après le docteur Ucke, que des malades qui présentent les signes de poitrinaires, une maigreur excessive, une toux opiniâtre, d'abondants crachats, de l'oppression et de la fièvre hectique, et qui vont suivre une cure de kumis dans les villages des Baschkires et des Kirgis, s'en retournent, après un séjour ordinaire de trois à quatre semaines, avec un certain degré d'embonpoint, ayant peu ou point de toux et de crachats, pouvant faire des promenades à pied et gravir même des hauteurs, ayant vu diminuer et cesser leur fièvre. De pareilles améliorations ne peuvent que faire regretter davantage de ne pas avoir été précédés d'un diagnostic médical sérieux!

On n'accorde pas une importance moindre à la cure de kumis quand il s'agit de la phthisie arrivée au degré de la métamorphose caséeuse ou de la fonte du tubercule. La toux, les crachats et la gêne de la respiration doivent diminuer ainsi que la fièvre hectique; mais il n'est guère possible de dire, dans l'état actuel de cette question, en quoi consistent les modifications de la dégénérescence tuberculeuse. M. Ucke et ses confrères de Samara n'hésitent pas à déclarer que l'existence des phthisiques, après une cure de kumis, se trouve à la fois plus supportable et plus assurée contre une issue prochaine. Y a-t-il un autre moyen, un aliment ou agent thérapeutique qui soit capable de produire une pareille restauration et de lutter ainsi contre la grave consomption de la tuberculisation?

N'est-ce pas déjà un bienfait immense que de faire prendre de l'embonpoint à celui qui se voyait entraîné dans une effrayante maigreur ? N'est-ce pas faire naître et entretenir l'espérance dans le cœur de celui dont on parvient à diminuer les fatigues d'une respiration gênée et à modérer l'ardeur d'une fièvre dévorante ? N'est-ce pas une guérison relative que de prolonger ainsi la vie, ne serait-ce que de peu d'années, de quelques mois même, quand le mal qu'on attaque est la dégénérescence tuberculeuse ? Eh bien, ces avantages si précieux, le galazyme nous les promet aux mêmes titres au moins que le kumis !

Ce sont des considérations de cette nature qui m'ont amené à entreprendre des expériences sur la fermentation du lait d'ânesse, et à administrer ensuite cette préparation à quelques phthisiques que j'ai soignés pendant l'automne de l'année 1864, à Pau. Des six malades que j'ai soumis à la cure de galazyme, quatre étaient dans le premier stade de la dégénérescence tuberculeuse, présentant des signes non équivoques de tubercules dans le sommet du poumon, avec de la toux, des crachats de muco-pus, de l'amaigrissement, de la fièvre et des sueurs nocturnes. Les deux autres, avancés déjà dans la période de la fonte tuberculeuse, portaient des cavernes dans les sommets du poumon, ils avaient des hémoptysies, des crachats de matière tuberculeuse mêlée de fibres élastiques, de la fièvre hectique et un état d'émaciation très-prononcé. Chez les uns et les autres le galazyme a été employé à des doses croissantes, depuis un verre jusqu'à trois litres et demi par jour. Les résultats obtenus présentent une grande analogie, ne différant guère que du plus au moins, ainsi que cela ressort des faits mêmes.

Il est bien entendu qu'en séparant les poitrinaires en deux catégories, je n'entends pas parler de deux variétés distinctes de phthisie, mais seulement de deux phases différentes de la même dégénérescence, se rattachant à la même lésion pathologique et réclamant le même agent ou principe modificateur, quelque variables que puissent être les constitutions individuelles qui les supportent. Il faudra bien rompre avec les vieilles idées de produits accidentels, de productions hétérogènes, de nouvelles formations, d'exsudation plastique, de blastème ou de cytoplaste qui supposent une force génératrice, organisatrice dans les liquides de l'économie vivante quand, au contraire, tout se réduit à une puissance de transformation. Tout se réduit à l'élément cellule, et suivant les beaux travaux du professeur Virchow (2), toute cellule naît d'une cellule : *Omnis cellula e cellula !* soit par fissiparité, soit par évolution endogène. L'anatomie pathologique n'est qu'un degré, une dégradation de la constitution élémentaire normale. Aux tissus morbides correspondent toujours des tissus sains. Rien ne se crée, rien ne s'anéantit dans l'économie vivante, mais tout s'y transforme, et les greffes animales de M. Mantegazza prouvent plutôt en faveur que contre la loi du professeur Virchow. Ce savant professeur a suffisamment démontré cette thèse; et, quant au sujet dont il s'agit, il a constaté que le tubercule n'est pas un corpuscule, mais une cellule qui se caractérise par une accumulation de noyaux intérieurs, extrêmement petits, allant à douze, à vingt-quatre et même jusqu'à trente dans une seule et même cellule; que cette cellule naît, par une hypertrophie ou hyperplasie régressive de la cellule même du tissu conjonctif ou de tout tissu équivalent, comme les éléments du ganglion lymphatique. Ces petits noyaux sont tellement accolés à la membrane enveloppante de la cellule, qu'ils lui donnent l'aspect granulé, et de là seul vient que cette origine a été méconnue, jusqu'à ce jour, et tant qu'on n'a pas suivi les phases modificatrices de la substance tuberculeuse. C'est par la multiplication, suivant la loi de Virchow, et l'accumulation périphérique de nouvelles cellules à des cellules centrales que se forment les corpuscules ou noyaux tuberculeux. Dans cette première phase de rétrogradation, ces amas corpusculaires sont entourés et même parfois entrelacés par une certaine vascularisation. Mais à mesure que cette accumulation devient plus considérable, les corpuscules se resserrent, se pressent, et comprimant les ramuscules des vaisseaux en obstruent le calibre; ne recevant plus de sang, les cellules tuberculeuses cessent de vivre et, dès lors, se transforment; le centre du noyau où se trouvent les plus anciennes cellules éprouve d'abord une métamorphose graisseuse; ensuite les liquides disparaissent, les éléments se rétrécissent, le centre jaunit, devient opaque et ne

(1) *Die cellular pathologie*, Berlin, 1862.

forme bientôt plus qu'un détritus inerte; dans cet état, la masse tuberculeuse présente la métamorphose caséeuse et putrilagineuse. C'est là le mode de terminaison le plus ordinaire des nodules tuberculeux, quoique cependant la résorption puisse avoir lieu pendant la transformation graisseuse.

Ces phases du développement tuberculeux, hypertrophie ou hyperplasie de la cellule élémentaire du tissu conjonctif, avec dégénérescence graisseuse et caséeuse, ont été suivies par le professeur Virchow dans les ganglions lymphatiques, sur les méninges et dans le poumon. L'analogie qu'il trouve entre les métamorphoses de la masse tuberculeuse et la transformation des éléments des ganglions lymphatiques est d'autant plus remarquable que, de tout temps, on a reconnu dans le tissu lymphatique une disposition à la dégénérescence caséeuse; que, d'un autre côté, on a de même admis toujours et l'on admet encore que les constitutions lymphatiques sont aussi celles qui prédisposent le plus à la tuberculose.

Cette démonstration exclut du même coup toute parenté du tubercule avec l'inflammation, dont beaucoup d'auteurs, depuis Broussais surtout, ont cependant voulu faire le point de départ de la tuberculisation. Or, l'inflammation ne donne lieu qu'à une espèce de produit invariable, toujours le même, le pus; et l'histologie la plus éclairée n'est pas encore arrivée à pouvoir distinguer ce produit pathologique de l'élément physiologique, globule blanc, dont il procède. On ne saurait donc confondre le tubercule avec le pus, ni par l'origine, ni par la transformation, ni par la terminaison, ni par la gravité; ils ne sont pas de la même famille. La doctrine surannée de l'exsudat plastique ne saurait même plus admettre des phthisies arthritiques et rhumatismales et toutes ces variétés qui ne surgissent que chez nous, de temps en temps, mais que l'histologie pathologique ne saurait discuter sérieusement.

Ainsi l'hypoplasie tuberculeuse est une et toujours identique, par son essence et par sa nature pathogénétique, ne différant que par les dispositions constitutionnelles et par les phases de la dégénérescence de l'élément hypertrophique. Et l'école de Berlin, par un de ses plus illustres représentants, le professeur Virchow, a non-seulement éclairé et simplifié le diagnostic, mais elle a surtout donné une base scientifique aux indications thérapeutiques de la maladie de poitrine qui nous occupe.

Après cette courte digression dans le domaine de la science pure, mais qui doit trouver son application dans la suite de ce travail, je reviens à l'exposition des faits qui me servent de base; et, quoique je les résume par la suite, je demande la faveur d'en rapporter au moins deux observations avec quelques détails, afin qu'on puisse suivre toutes les phases que j'ai eu à enregistrer, sous l'influence du galazyme administré à doses faibles et à haute dose, chez des poitrinaires qui n'ont pas franchi le premier stade de la tuberculose et chez d'autres qui sont déjà arrivés dans la période de la fonte tuberculeuse.

OBSERVATION. — *Tubercules dans le sommet du poumon gauche, hémoptysies, bronchites catarrhales, toux, expectoration, fièvre avec redoublement, prostration des forces, maigreur et sueurs nocturnes. — Cure de galazyme, pendant trente-deux jours, depuis un verre jusqu'à un litre et demi, au maximum, dans les vingt-quatre heures; augmentation du poids du corps, quelques phénomènes d'ébriété; diminution de la toux et des crachats; mouvements respiratoires plus larges; capacité vitale du poumon meilleure; disparition complète de la fièvre et du redoublement.*

Secrétaire d'un ministère d'une des petites principautés allemandes des bords du Rhin, M. X... vient, d'après le conseil de son médecin, passer l'hiver, de 1864 à 1865, dans la ville de **Pau**, dans l'espoir d'enrayer les progrès d'une bronchite chronique catarrhale liée à la présence de tubercules.

Cet homme, âgé de trente et un ans, appartient à une famille dans laquelle on ne compte point de phthisiques; son père avait des rhumatismes musculaires et des hémorrhoïdes. Il est marié et a des enfants bien portants. D'une petite taille, d'une constitution nerveuse, lymphatique et impressionnable, il a toujours eu une grande disposition au travail et, soit pendant ses études, soit depuis qu'il a une vie sédentaire dans des bureaux, cet homme paraît toujours avoir été surmené et avoir négligé d'entretenir la réparation, par une alimentation suffisamment animalisée et par un air frais et vivifiant. Aussi, depuis l'âge de vingt-deux ans, il montre des dispositions à s'enrhumer pendant les hivers. Son mariage, qui remonte à six ans, n'a guère apporté de modifications favorables à son existence ; il y a trois ans, il a contracté une pleuro-pneumonie qui a laissé une plus grande disposition à la toux, principalement en hiver et au printemps. En janvier 1864, il a eu un rhume plus intense à la suite duquel il a même craché du sang, d'abord pur et rose, puis noir et coagulé avec des mucosités. Au bout de huit jours de repos, un régime doux, de l'eau salée et des révulsifs, il conjure les dangers ; cependant le malade conserve de la toux, crachant davantage, maigrissant sensiblement et transpirant souvent la nuit. C'est dans cet état qu'il arrive à Pau, dans les premiers jours d'octobre 1864. Par suite des fatigues du voyage et de sa nouvelle installation, et sous l'influence aussi d'un temps encore fort chaud et sec, il crache encore du sang pendant quelques jours.

Ce malade se présente à mon observation, pour la première fois, le 18 octobre ; il est maigre, tousse fréquemment et crache souvent des mucosités jaunes, opaques, avec une forte proportion de sérosité mousseuse ; la quantité des crachats s'élève à plus d'un verre par jour. Sous la clavicule gauche, la sonorité et l'élasticité sont sensiblement diminuées, dans l'étendue de deux travers de doigt, de même qu'au niveau de l'angle interne de l'omoplate ; dans ces points existent des râles sous-crépitants humides, gros et parfois éclatants, avec de la sibilance dans les profondes inspirations ; on perçoit, en outre, de véritables craquements humides et la voix est retentissante au niveau de l'angle interne de l'omoplate ; l'expiration est rude mais pas sensiblement prolongée ; dans le reste du poumon gauche et dans celui de droite, on ne perçoit rien d'anormal ; seulement le murmure vésiculaire semble un peu exagéré sous la clavicule droite. Le pouls se maintient entre 84 et 90 pulsations, mais il s'accélère tous les soirs vers cinq ou six heures. Le sommeil serait assez bon s'il n'était troublé par la toux ou le besoin de cracher ; le matin, la poitrine est moite et souvent couverte de sueurs. L'appétit est modéré, les digestions sont assez bonnes ; il y a cependant de la soif et, depuis quelques jours, les urines sont épaissies et déposent des mucosités ; des taches de pityriasis jaunes sur le devant de la poitrine et plus rougeâtres autour du cou le préoccupent, quant à leur origine qu'il voudrait faire remonter à une ancienne blennorrhagie ; les forces sont assez prostrées, et il y a un abattement moral et de la tristesse.

Vésicatoire sous la clavicule gauche ; tisane béchique ; régime de viande et promenade au grand air.

29 octobre. — La toux est un peu diminué, l'expectoration est plus facile et toujours abondante ; les sueurs ne sont guère plus rares et l'appétit est médiocre. — 1 pilule de Blancard.

10 novembre. — Toux persistante, quinteuse parfois, crachats moins abondants, urines limpides, toujours redoublement de fièvre vers la nuit ; les forces semblent encore prostrées, *ut supra*.

17 novembre. — Sans avoir à se reprocher un écart de régime, sans fièvre et sans exacerbation des phénomènes habituels, le malade est pris de crachements de sang rose et spumeux dans des mucosités, puis plus foncé en couleur et plus épais, en tout une dizaine de crachats. (Ce phénomène est survenu au retour de la promenade habituelle, sur un chemin uni et horizontal, mais probablement sous l'influence d'une grande sécheresse de l'air, comme cela ressort de mon journal d'observation météorologique. Ainsi, ce jour-là, les écarts de l'humidité ont été très-considérables : j'ai trouvé, à l'aide de l'hygromètre de M. Regnault, le matin, à sept heures, 68 ; à dix heures, 38, et à deux heures, 33.) La toux n'est pas plus fréquente qu'à l'habitude, les râles humides éclatants et le retentissement de la voix persistent, comme ci-dessus. Il y a 72 pulsations, l'appétit est modéré, pas de soif.

Sinapismes ; perchlorure de fer ; diminution des aliments.

18 novembre. — Nuit calme ; les crachats sont purement muqueux, sans trace de sang ; 72 pulsations ; le malade se lève. Continuation du fer.

19 novembre. — Le mieux se soutient. — Suppression du fer.

22 novembre. — La toux, tantôt plus, tantôt moins fréquente, est un peu plus sèche et les crachats sont sensiblement aussi abondants qu'avant la dernière hémoptysie ; les râles humides et éclatants sous la clavicule gauche et à l'angle interne de l'omoplate du même côté ne sont guère modifiés, la voix retentit dans ces points

avec un peu plus d'éclat ; l'expiration est toujours rude, mais le côté droit ne présente pas de désordres ; 74 pulsations avec redoublement le soir ; appétit faible, urines normales, une selle par jour ; les sueurs nocturnes n'ont guère varié ; la maigreur n'augmente pas trop sensiblement, cependant les forces ne reprennent pas ; le malade se fatigue bien vite ; il ne peut marcher sur un plan incliné, ni monter sur une hauteur, quelque faible qu'elle soit, sans être essoufflé.

En ce moment le poids de son corps est de 54 kilogrammes.

Un verre de galazyme avec régime habituel.

23 novembre. — Il a pris le galazyme avec plaisir ; depuis il a éprouvé un peu de gargouillement abdominal ; il a eu trois selles avec dévoiement. (Le galazyme était encore un peu doux ; d'ailleurs le malade dit qu'il ne peut jamais prendre aucune espèce de laitage sans en ressentir des coliques et de la diarrhée.) — Promenades au grand air.

Deux verres de galazyme plus aigrelet et plus avancé en fermentation.

24 novembre. —Gargouillements abdominaux moindres, 2 selles ; sommeil plus calme et plus prolongé, le matin après la prise du galazyme.

3 verres de galazyme.

25 novembre. — 2 selles, urine plus limpide et plus claire ; toux sensiblement moins fréquente la nuit, expectoration plus aisée et plus muqueuse. La plus grande quantité de lait étant prise dans la matinée, le malade éprouve presque aussitôt après un peu de chaleur à la tête, comme s'il avait bu un verre de vin pur, dit-il ; puis il se montre chez lui une tendance au sommeil. 72 pulsations, pas de sueurs nocturnes.

Une bouteille de galazyme ; un bon repas seulement au milieu du jour et fort léger le soir.

28 novembre. —Les selles diminuent de fréquence, il y en a tantôt une et tantôt deux. Les urines sont plus abondantes que la quantité de liquide consommé.

30 novembre. — La toux et les crachats diminuent au point que le malade peut dormir trois à quatre heures de suite sans tousser

ni cracher. Les promenades sont aussi plus longues et moins essoufflantes; à la suite de la dose de galazyme du matin le malade devient plus loquace et plus gai, et il accuse un peu de chaleur à la tête; il est cependant plus disposé au repos qu'au mouvement, et il se plaît même dans l'inactivité; il s'endort de nouveau à l'heure où d'ordinaire il se levait. A ce moment le pouls est calme, régulier et large, à 72 pulsations.

Quoiqu'il y ait toujours une ou deux selles, parfois même avec gargouillement et dévoiement, je porte néanmoins la dose de galazyme à un litre.

2 décembre. — Une selle, appétit bon, toux et crachats moindres, pouls 72, mais toujours redoublement vers la nuit. Les phénomènes d'ébriété se renouvellent dans la matinée, après la prise du lait, et durent jusqu'après le sommeil; le malade, homme instruit et laborieux, se plaint de ne plus se sentir de disposition pour le travail, pas même pour la lecture, mais il s'impose des promenades de plus en plus longues; il gravit maintenant les hauteurs du parc sans être gêné; mais la plus grande partie de son temps est absorbée pa un sommeil calme et très-réparateur; se couchant après huit heures il dort jusqu'à sept heures du matin, ne se réveillant plus que deux fois; puis, après avoir terminé le lait à neuf heures du matin, il se rendort encore pendant une ou deux heures.

5 décembre. — 2 selles à peu près normales; urine plus copieuse excédant la quantité de liquide ingéré; la toux cesse complétement la nuit et ne revient plus guère que le matin et le soir; les crachats, de plus en plus rares, ne sont plus accompagnés de sérosités. L'examen de la poitrine ne découvre plus de rhonchus sibilants, mais des râles sous-crépitants, moins gros et plus limités à la région sous-claviculaire gauche; la voix résonne avec moins d'éclat. A mon spiromètre j'obtiens pour la capacité pulmonaire, à l'expiration, 2300 centimètres cubes; à l'inspiration, 2250 centimètres cubes. Le sommeil est toujours fort prolongé et calme, point de sueurs nocturnes; les phénomènes d'ébriété sont accompagnés parfois d'un peu de vertige, surtout quand le lait est très-chargé de gaz. Le facies reprend un teint plus animé; les chairs semblent devenir plus fermes, phénomène dont le malade ressent le premier les effets

quand il s'assied; les siéges lui semblent moins durs. Le poids de son corps est de 55 kilogrammes.

*Ut supra.*

10 décembre. — Le mieux se maintient; j'apprends cependant que ce malade se nourrit assez pauvrement.

Je lui accorde un litre et demi de galazyme et ne lui fais prendre le soir que des biscuits secs avec son lait.

16 décembre. — Depuis deux nuits le malade ressent un peu de moiteur aux jambes et surtout aux pieds, ce qu'il n'avait plus éprouvé depuis un grand nombre d'années; mais autrefois, étant plus jeune, il transpirait souvent des pieds. Les urines deviennent encore plus abondantes; il n'y a plus de toux la nuit et à peine quelques crachats muqueux pendant le jour; le redoublement du soir manque depuis deux jours; l'appétit n'est plus aussi vif et il y a encore souvent une ou deux selles, mais sans coliques.

Je reviens à un litre de galazyme.

19 décembre. — Le redoublement fébril du soir ne revient plus. 66 pulsations; toux fort rare et à peine quelques crachats le matin et le soir; on trouve cependant toujours de la matité dans l'étendue d'une forte amande, sous la clavicule gauche, avec des râles humides, éclatants parfois dans les profondes inspirations; on perçoit alors aussi un peu de résonnance de la voix; la capacité pulmonaire, à ce moment, donne pour l'expiration 2400 centimètres cubes, et pour l'inspiration 2300 centimètres cubes. Le malade se promène, monte et descend sans éprouver de la gêne du côté de la respiration; son appétit est modéré, il a peu soif, il prend cependant son lait avec plaisir, mais il a toujours plutôt deux qu'une seule selle. Le poids de son corps est de 56kil,100

La dose de galazyme est réduite à 1 bouteille.

23 décembre. — L'appétit diminue, la langue est large et recouverte le matin d'un enduit blanchâtre; deux selles dont l'une parfois en dévoiement; toujours fort peu de toux et de crachats; 72 pulsations sans redoublement. Examinant le devant de la poitrine et le cou, je suis frappé de voir que les taches de pityriasis ont disparu partout.

Le temps pluvieux et souvent accompagné de vents assez forts ne permettant pas au malade de sortir tous les jours, je crois utile de suspendre le galazyme.

29 décembre. — Les selles ont repris leur régularité et leur consistance normale; l'appétit est plus franc et le mieux se soutient; le poids du corps est de $56^{kil},300$.

5 janvier 1865. — Le malade se maintient dans son bon état, toussant et crachant fort peu et la capacité pulmonaire persiste dans le même état.

Expiration, 2400 centimètres cubes; inspiration, 2250 centimètres cubes. Il se montre plusieurs furoncles qui se terminent par la suppuration.

Les mois de janvier et de février se passent sans qu'il survienne rien de particulier; mais en mars, sous l'influence de l'air chaud et sec, le malade est pris d'une hémoptysie légère et passive, qui ne laisse pas de traces, puis d'un rhume qui dure une dizaine de jours. A ce moment, l'examen le plus minutieux de la poitrine ne permet de n'y trouver que des râles sous-crépitants assez petits et sans éclat, sans résonnance de la voix dans le poumon gauche. L'embonpoint et les forces ont diminué un peu; le malade a donc gagné sensiblement depuis le commencement de l'hiver, soit au point de vue de son état général, soit et principalement sous le rapport des fonctions respiratoires.

Pour abréger l'exposition longue et monotone des faits, je résumerai, à l'aide de cette observation détaillée et complète, les trois autres du même stade de la phthisie et traitées de la même manière. Je reproduirai les phénomènes que j'ai pu constater, sous l'influence du galazyme administré à des doses très-faibles, comparativement à ce qui se passe dans les steppes de la Russie avec le lait de jument. Il importe, toutefois, de préciser d'abord la nature de l'affection dont il s'agit dans cette série d'observations.

Trois de ces malades étaient des hommes âgés l'un de vingt-deux, l'autre de vingt-huit et le troisième de trente et un ans; l'autre était une femme de trente-deux ans, dont l'observation est rapportée succinctement plus haut. Celle-ci et le malade de vingt-huit ans présentaient des signes de tubercules crus dans le sommet des deux poumons, les deux autres dans le poumon gauche seulement. Chez deux de ces malades il y a eu de petites hémoptysies, depuis un an; chez tous le début de la maladie remonte à deux années et plus. Tous ont plus ou moins maigri et ils présentent, comme symptômes uniformes : une toux opiniâtre, d'abondants crachats, des craquements, des râles sous-crépitants plus ou moins gros et humides au sommet du poumon, de la résonnance de la voix. Chez l'un de ces malades le larynx présentait des désordres symptomatiques de ceux du poumon; deux seulement avaient un redoublement vers le soir et chez trois se montraient parfois des sueurs nocturnes. L'appétit était assez bon et les digestions faciles, excepté chez l'un d'eux, qui avait une diarrhée chronique. Mais tous ces malades pouvaient encore faire des promenades au grand air, à presque toutes les heures du jour.

Chez ces quatre malades, la cure du galazyme a été entreprise dans la seconde moitié de novembre, et elle a été commencée à la dose d'un verre par jour. Chez deux de ces malades, le lait gazeux et alcoolisé a été bien supporté aussitôt, et il a été possible d'élever la dose d'un verre par jour jusqu'au maximum d'un litre. Il y a eu plutôt tendance à la constipation qu'au relâchement, pendant la durée de la cure, qui n'a pas excédé trois semaines. La dame qui fait le sujet de l'observation ci-dessus et qui était affectée de diarrhée chronique, a eu d'abord des selles plus fréquentes et muqueuses avec des gargouillements, puis bilieuses, lesquelles ont pris plus de consistance et sont devenues de plus en plus rares. Ne sortant que fort peu, se nourrissant d'une manière assez capricieuse, et n'observant guère le régime prescrit, elle n'a pas pu prendre plus d'un litre de galazyme par jour, et toute la cure a duré vingt-six jours. Chez le quatrième malade, qui fait le sujet de l'observation dernière reproduite plus haut, il y a eu parfois un peu de dévoiement, pendant une partie de la cure, qui a duré trente et un jours. Mais ici encore c'est aux aliments pauvres et à l'irrégularité dans le régime qu'il faut rapporter les désordres de la digestion, et c'est là la cause principale qui m'a fait limiter le maximum de la dose du galazyme, chez ce patient, à un litre et demi par jour.

Tous ces malades qui ont suivi la cure de galazyme, même à une dose assez faible, puisque celle-ci n'a jamais excédé un litre ou un litre et demi par jour, ont ressenti une activité plus grande dans l'appareil uropoétique; leurs urines sont devenues promptement claires et limpides et, chez quelques-uns, plus abondantes que d'habitude et plus copieuses même que la quantité de liquide consommé. Il m'a cependant été impossible de préciser ce rapport aussi exactement que je l'eusse désiré, soit en pesant, soit en mesurant les quantités.

Cette boisson gazeuse, acidulée et alcoolisée, a été trouvée agréable par tous les malades, et elle a été prise avec d'autant plus de plaisir que le temps était plus chaud et plus sec et que les buveurs pouvaient faire de plus fréquentes promenades. Elle apaise beaucoup la soif et, à mesure que les doses du galazyme augmentent, le besoin de boire diminue, de telle manière que les malades finissent par ne plus prendre d'autre boisson que ce lait.

Un des premiers phénomènes que j'ai remarqués, chez tous ces malades soumis à la cure de galazyme, c'est une espèce particulière d'ivresse caractérisée par une excitation légère et vague, et une loquacité plus grande qu'à l'ordinaire, puis par un affaissement qui conduit à la somnolence et au sommeil. Cette légère stimulation du cerveau conduit rapidement à une action contro-stimulante générale qui donne lieu à une véritable apathie du physique et de l'intellect, à une singulière disposition au *far niente* et à ce je ne sais quoi désigné à Paris sous la dénomination de flânerie. Toutefois les buveurs de galazyme ne perdent pas la conscience de leur état; ils ne se préoccupent pas moins pour cela de leur santé; s'ils se laissent aller très-volontiers à leur tendance à dormir, c'est qu'ils s'aperçoivent bientôt que ce sommeil est sédatif et réparateur.

Il survient chez ces malades un phénomène non moins général et non moins sédatif que le calme du sommeil, c'est une diminution assez prompte de la toux, qui d'abord est moins rauque, moins pénible, qui devient bientôt plus grasse et l'expectoration elle-même diminue peu à peu. Ainsi, après dix jours de cure lactée, deux de ces malades pouvaient dormir une grande partie de la nuit sans tousser ni cracher; l'un d'eux a conservé un peu de toux seulement matin et soir sans aggravation, même pendant le long froid et le pluvieux hiver de Pau. La poitrinaire, qui souffrait d'une laryngite symptomatique et de diarrhée chronique, a conservé peu de toux et de crachats, même depuis que la diarrhée s'est tarie. Chez le quatrième malade, la toux a diminué lentement, mais progressivement à partir de la seconde quinzaine de la cure; et, dans le troisième septénaire, elle ne se montrait plus que les matins et soirs, en même temps que les crachats devenaient également de plus en plus rares, sans toutefois que ces symptômes disparussent complétement et sans retour. La froide, pluvieuse et longue saison d'hiver a été par trop défavorable à toute la classe des phthisiques.

En comparant l'état de la poitrine chez ces quatre malades avant et après la cure du galazyme, je n'ai pu constater que des nuances. Néanmoins, malgré la faible proportion de lait consommé, tous ont obtenu un calme marquant de la toux et une diminution de crachats; les râles sous-crépitants, gros et humides, ont perdu de leur grosseur, de leur intensité et de leur éclat; les craquements ont disparu chez deux malades; ce degré d'amélioration n'est survenu chez un troisième que pendant le deuxième mois qui a suivi la cure, et le quatrième ne présente plus de râles éclatants que dans les profondes inspirations, avec quelque peu de retentissement de la voix. Le timbre de la voix est plus clair chez la phthisique qui souffre aussi d'une laryngite symptomatique. La sonorité et l'élasticité thoracique sont rétablis chez les deux premiers, et les points obscurs ou peu sonores sont rétrécis chez les deux autres.

Dans le but de mieux préciser les modifications si lentes et si légères des fonctions respiratoires, j'ai cru devoir faire intervenir l'examen spirométrique, et l'instrument que j'ai imaginé (1) m'a été fort utile dans ces investigations. Malheureusement je n'ai pu y recourir que chez deux malades, et voici les résultats que j'ai pu constater :

(1) Voy. *Recherches sur la capacité vitale du poumon*. Paris, 1858.

Chez une malade de trente et un ans :

| | Air expiré. | Air inspiré |
|---|---|---|
| Au commencement de la cure... | 2300 c. c. | 2250 c. c. |
| 27 jours plus tard............ | 2400 | 2300 |
| 44 — et 13 jours après la cure......... | 2400 | 2250 |

Chez un malade de vingt-deux ans :

| | | |
|---|---|---|
| Au commencement de la cure... | 2550 | 2750 |
| 21 jours plus tard............. | 2600 | 2700 |
| 35 — et 14 jours après la cure......... | 2650 | 2650 |
| 1 mois après la cure........... | 2650 | 2650 |

Ces chiffres nécessitent quelques explications.

En se reportant à mes recherches sur la capacité vitale du poumon à l'état physiologique, il est facile de se convaincre que, chez ces deux malades, la capacité du poumon est bien inférieure à celle qui correspond à un poumon sain, normal de même âge. Les données que j'ai trouvées, pour l'état de santé, dans les mêmes conditions d'âge, sont les suivantes :

| Comme moyenne : | Expirations. | Inspirations. |
|---|---|---|
| Pour 30 à 35 ans............ | 3640 c. c. | 3525 c. c. |
| — 20 à 25 ans............. | 3930 | 3832 |
| Comme minimum : | | |
| Pour 30 à 35 ans............ | 2750 | 2600 |
| — 20 à 25 ans ............ | 2800 | 3700 |

Il est surtout important de faire remarquer, à l'égard de ces deux malades, qu'une diminution considérable dans la capacité pulmonaire coïncidait, au commencement de la cure de galazyme, avec une supériorité assez grande du volume de l'air inspiré sur celui de l'air expiré chez le deuxième malade, et une différence à peine sensible chez le premier ; tandis que dans l'état normal l'inverse a lieu, le volume d'air expiré l'emporte de 100 à 200 centimètres cubes sur celui d'air inspiré. En suivant les modifications qui s'opèrent chez ces deux malades, sous l'influence de la médication du galazyme, on voit précisément des efforts se produire dans le sens des conditions physiologiques; chez le dernier malade, l'élasticité pulmonaire gagne au point que l'air expulsé atteint le volume de celui inspiré, et, chez le premier, l'énergie de l'expiration surpasse celle de l'inspiration, comme dans les conditions normales; il reste cependant toujours la diminution, dans la capacité du poumon, qui accuse l'obstruction de cellules pulmonaires, probablement par de la matière tuberculeuse.

L'administration du galazyme a produit, chez ces quatre malades, une certaine sédation générale qui a retenti également sur le système circulatoire. Ainsi, pendant les deux ou trois heures qui suivirent les prises de lait, je constatais un abaissement de 6 à 10 pulsations par minute; ensuite, le pouls qui était petit, serré et saccadé avant la cure de galazyme, devenait plus souple et plus large déjà après un petit nombre de jours de ce traitement. Mais l'effet le plus important à signaler, qui découle déjà de l'action contro-stimulante du galazyme, c'est la disparition du redoublement du soir, et cela, après quinze jours de cure, chez l'un de ces malades, après vingt-deux jours, chez l'autre, quoique cependant ce phénomène eût duré depuis plus d'un an, chez ce dernier, et depuis huit mois chez l'autre. J'ajouterai même que ce compagnon si habituel et si tenace de la consomption tuberculeuse n'a plus reparu, depuis la suppression de la cure lactée, malgré les rigueurs d'un hiver exceptionnellement froid, pluvieux et venteux que ces malades ont eu à supporter à Pau.

L'action reconstitutive que le galazyme produit sur la crase du sang n'a pas été moins évidente chez la chloro-anémique de l'observation que j'ai rapportée tout d'abord; sous l'influence de cette boisson, le souffle du cœur prolongé dans les gros vaisseaux a disparu, après une cure de vingt-trois jours.

Si, à priori, il est facile de comprendre que la constitution se modifie et se répare, sous l'influence d'une médication qui stimule l'appétit, qui nourrit, qui sèche les tissus par des hypersécrétions qui calme et prolonge le sommeil et qui modère la circulation; il n'est cependant pas toujours facile de se convaincre, *de visu*, de ces changements intimes, des améliorations réelles et positives auxquelles ils donnent lieu. Pour préciser, d'une manière nette et exacte, les phénomènes de nutrition engendrés par la cure du galazyme, à des doses si faibles, j'ai dû recourir à des pesées successives et exécutées à certains intervalles de temps. Mais les malades ne se prêtent pas toujours bien volontiers à ces constatations ; aussi n'ai-je pu y recourir, avec suite et méthode, que chez deux de cette première catégorie de poitrinaires. Voici dans quelle proportion l'accroissement du poids du corps s'est fait :

Le malade de trente et un ans,

| | Kil. |
|---|---|
| Au commencement de la cure, pesait..... | 54,000 |
| 13 jours plus tard.................... | 55,000 |
| 26 — | 56,100 |
| 37 — et 6 jours après la cure.................. | 56,300 |

Le malade de vingt-deux ans,

| | |
|---|---|
| Au commencement de la cure, pesait..... | 61,250 |
| 10 jours plus tard.................... | 62,000 |
| 21 — | 63,550 |
| 35 — et 14 jours après la cure................ | 63,800 |

Une chlorotique de vingt et un ans,

| | |
|---|---|
| 1 mois avant la cure, pesait............ | 28,500 |
| Au commencement de la cure........... | 28,800 |
| 13 jours plus tard.................... | 29,500 |
| 23 — | 30,750 |
| 38 — et 15 jours après la cure................ | 31,000 |

Ainsi, dans des cas où le lait en fermentation a été administré même à petites doses, il s'est montré un accroissement progressif, tout à fait en rapport avec la durée de la cure et quelles qu'aient été les lésions offertes par ces malades. Chez l'un, dont la cure a duré trente et un jours, l'accroissement du poids du corps a été de 2kil,300, ou de 74 grammes par jour moyen ; pendant la plus courte cure, qui a été de vingt et un jours, l'accroissement a été de 2kil,250, soit 106 grammes par jour moyen. Ce malade pouvait prendre des doses de galazyme plus fortes et se donner plus d'exercice. Le troisième malade a pris du galazyme pendant vingt-trois jours et il a gagné $1^{kil}$,950 ou, en moyenne, 84 grammes par jour. Donc, quoique le développement d'embonpoint n'ait pas été assez sensible chez ces malades pour qu'il pût être apprécié à la simple vue, comme chez les buveurs de kumis des steppes de la Russie, il n'a cependant pas été moins réel, et je dirai même extraordinaire, tel que nul autre aliment, aussi réparateur qu'on puisse le supposer, ne saurait le produire, dans une aussi courte période de temps.

Parmi les signes les moins équivoques de l'amélioration que j'ai constatée, chez des poitrinaires soumis à la médication du galazyme, je dois signaler la disparition des sueurs nocturnes, que j'ai vu cesser chez trois phthisiques, après douze, vingt et un et vingt-quatre jours de cette cure lactée. Chez l'un d'eux, j'ai même vu se rétablir une disposition ancienne à la transpiration des pieds, laquelle était supprimée depuis plusieurs années. J'ai également constaté du côté de la peau, sous l'influence du galazyme, la disparition d'un pityriasis versicolor et les taches jaunes terreuses qu'une femme anémique portait sur le visage.

Après avoir enregistré les bons effets du galazyme, déjà à de faibles doses, sur la marche de la phthisie, qui n'est pas encore arrivée à la période des métamorphoses tuberculeuses, je me trouvais naturellement porté à faire intervenir cette même médication, malgré le peu d'espoir que je pusse avoir d'enrayer une marche fatale, chez des malades parvenus au dernier stade de la fonte tuberculeuse. Deux cas présentant cette gravité extrême ont été soumis à la cure du galazyme; l'un se rapporte à une jeune dame de trente-deux ans et l'autre à un homme de trente-sept ans. Cette dernière observation étant de beaucoup la plus complète, je crois devoir la reproduire, avec tous ses détails importants, malgré un peu de longueur que mes lecteurs me pardonneront.

OBSERVATION. — *Phthisie pulmonaire ; cavernes occupant les deux sommets du poumon ; hémoptysies fréquentes et graves ; toux quinteuse ; expectoration de matière tuberculeuse et de fibres élastiques ; accès d'asthme ; sueurs nocturnes profuses ; fièvre hectique avec redoublements ; phénomènes nerveux caractérisés par des peurs, des craintes sans motifs, par des besoins de marcher; maigreur excessive. — Cure de galazyme pendant quarante-deux jours, depuis 1 verre jusqu'à 3 litres et demi par jour; phénomènes d'ébriété; sommeil plus calme et plus prolongé; toux plus facile et crachats plus abondants; suppression des sueurs nocturnes; hémoptysies plus rares, réduites à de simples exhalations passives; améliorations des fonctions respiratoires; accroissement du poids du corps; retour à ses occupations.*

M. R..., âgé de trente-sept ans, né dans le duché de Nassau d'une famille dans laquelle il n'y a ni phthisique, ni goutteux; depuis l'âge de dix-sept ans il vit successivement à Paris, à Londres, dans les villes d'Allemagne et d'Italie, voyageant avec des familles riches en qualité d'interprète ou de courrier, passant souvent d'une existence facile et pleine d'excès à une vie de gêne et de privation; à vingt-trois ans il contracte un rhume tenace qui dure six mois; depuis il tousse tous les hivers, quoiqu'il passe toujours cette saison dans une station hivernale soit d'Italie, soit du midi de la France. Il passe un premier hiver à Pau, en 1861, et il tousse peu, mais il y est pris d'une première hémoptysie qu'il attribue à l'eau de Bonne naturelle qu'il a bue pendant cet hiver. Il y revient l'hiver suivant, il ne tousse pas plus que dans les autres stations, mais ses crachats augmentent sensiblement; il entretient sur la poitrine tantôt des moxas, tantôt des vésicatoires. L'été suivant (1863) il le passe en Suisse, dans de bonnes conditions; mais il conserve son rhume, il maigrit beaucoup, et en automne il a une nouvelle hémoptysie, pendant un voyage de Bâle à Pau. Dans ces conditions, et malgré l'avis contraire de son médecin, il se marie dans cette dernière ville, pendant l'hiver de 1863; il s'établit et il monte un magasin de comestibles. Cette installation, les préoccupations des affaires et le mariage contribuent pour beaucoup, sans doute, à l'aggravation de son état. Il tousse davantage, ses crachats deviennent plus abondants; il maigrit, il a des sueurs nocturnes profuses, il perd le sommeil et il est tourmenté par des accès d'asthme; il est pris de fièvre avec redoublement. Arrivé à un degré de consomption qui le mine, et habitant, en outre, un fond de magasin où ne parviennent ni soleil ni air, il épuise successivement toutes les ressources pharmaceutiques : plomb, tannin, térébenthine, sulfate de quinine, etc., exutoires, etc. Cependant le lait de chèvre additionné de sel commun et pris progressivement jusqu'à la dose de 12 tasses, environ 3 litres par jour, modère un peu la fièvre et diminue les sueurs; mais comme il finissait par ne plus rien manger, cette grande quantité de lait composant toute son alimentation, il se sentit de plus en plus faible, et comme, en même temps, il maigrissait considérablement, il suspendit cette cure au bout de dix-huit jours. La toux et les crachats n'avaient pas diminué. Il traverse ainsi l'été, conservant de la fièvre avec des redoublements le soir et après les repas, et des sueurs nocturnes. C'est dans cet état qu'il arrive aux Eaux-Bonnes, en septembre 1864, où, par les conseils de M. le docteur Pidoux, qui con state des cavernes au sommet des deux poumons, il suit une cure de vingt-sept jours, commençant par une cuiller et ne dépassant pas deux tiers de verre; arrivé à cette dose, il crache un peu de sang; mais une simple suspension des eaux sulfureuses suffit pour détourner l'orage. Pendant cette cure, il conserve de la toux, souvent quinteuse, et les crachats sont plus abondants; mais dans la soirée et pendant la nuit, la gêne de la respiration augmente et l'oppression devient telle qu'il finit par ne plus pouvoir dormir, et quand il s'endort vers le matin, son corps se couvre de sueurs; la moindre marche l'essouffle et l'épuise.

De retour à Pau, il ne trouve pas davantage de soulagement. Il vient me consulter, pour la première fois, le 3 octobre. Sa toux est continue et très-fatigante; les crachats qui remplissent sa poitrine ne peuvent être expectorés que difficilement, et l'oppression pendant la nuit semble devoir l'étouffer. La sonorité est amoindrie dans tout le côté gauche de la poitrine, qui est rempli de gros râles humides qui couvrent partout le murmure vésiculaire, et au sommet il y a du souffle caverneux et de la bronchophonie.

La matité est moindre à droite, toutefois, dans le tiers supérieur, on perçoit des râles sous-crépitants gros et éclatants, du retentissement de la voix dans la fosse sus-épineuse, de la sibilance et des râles sous-crépitants moins gros, qui recouvrent partout le murmure vésiculaire; l'expiration est prolongée et rude, surtout au niveau des pectoraux. La voix a conservé son timbre normal. Le pouls, habituellement à 100 ou 104 pulsations, redouble le soir, après les repas et à la suite d'une marche même modérée. Dans la soirée et pendant la nuit, il est pris de quintes de toux et d'accès de chaleur à la tête qui le portent à se découvrir pour se refroidir, et afin d'éviter ainsi les sueurs. Son appétit est d'ailleurs faible, mais ses digestions sont bonnes.

Potion kermétisée ; tisane de violette, de coquelicot édulcorée avec sirop de lactucarium ; alimentation légère ; repos au lit.

4 octobre. — La nuit a été moins agitée, il y a eu du sommeil ; l'oppression est moindre. *Ut supra.*

Il lui est impossible de garder le lit ; j'y insiste moins depuis que j'ai visité son logement; et je l'engage à chercher une habitation où pénètrent l'air et la lumière.

6 octobre. — Toujours des quintes de toux et de l'oppression, principalement la nuit ; l'expectoration est plus facile ; sueurs nocturnes ; amaigrissement de plus en plus prononcé ; le malade peut encore sortir et se promener un peu. Suppression du kermès ; cigarettes de belladone ; vésicatoire sur le devant de la poitrine ; pilule de cynoglosse.

14 octobre. — A la suite d'une de ces fortes quintes de toux qui reviennent avec tant de régularité et de ténacité, tous les matins, le malade crache du sang ; les crachats se succèdent de minute en minute ; on m'appelle à la hâte ; je trouve le malade inquiet, effrayé même et en proie à une hémoptysie lente, mais le sang est rouge et spumeux ; le pouls est petit, assez serré, à 110 pulsations ; la peau est moite. Je recommande l'immobilité la plus grande, l'application de sinapismes sur la poitrine, la prise d'une potion au perchlorure de fer et de la limonade cuite.

Dans la journée je revois le malade ; les crachats de sang sont plus rares, moins rouges et pas aérés ; il y en a même qui sont formés de caillots noirs ; 100 pulsations ; la peau a une bonne chaleur sans odeur ni moiteur : j'ajoute un bouillon froid et je renonce à la potion.

15 octobre. — Nuit agitée; les crachats sont encore colorés, tantôt par du sang noir, tantôt par du sang rutilant ; la toux est moins

fréquente ; 96 à 100 pulsations. *Ut supra*, avec bouillon froid.

Soir : 110 pulsations ; crachats plus rares avec du sang caillé, addition d'une pilule de cynoglosse.

16 octobre. —Peu de sommeil, crachats panachés ; 100 pulsations. *Ut supra*, avec limonade sulfurique.

17 octobre. — Les crachats ne renferment plus que fort rarement un peu de sang caillé ; mais le malade éprouve de temps en temps des frayeurs telles qu'il ne veut plus rester seul, qu'il se lève dans une pièce humide, froide et sombre malgré le feu qu'on y entretient. Je reviens à la nécessité de sortir de là. *Ut supra.*

Dans la journée le malade se lève et sort de chez lui, obéissant à une impulsion irrésistible qu'il condamne; d'ailleurs il n'a nullement perdu connaissance de son état. Il vient chez moi ; j'allais le gronder quand il m'avoua ses frayeurs, ses peurs qui l'assaillent et le chassent hors de chez lui. Je le trouve dans une grande excitation, ayant la peau chaude sans être brûlante, le pouls à 120 pulsations petites et serrées; il a soif et c'est à peine s'il peut se tenir debout. Je le fais accompagner chez lui.

A peine rentré et couché il a une nouvelle hémorrhagie ; la petite toux qui l'accompagne amène chaque fois des crachats de sang pur. Je le fais couvrir de sinapismes et lui fais prendre, chaque quinze minutes, une cuiller d'une potion, à 1/100^e^, de perchlorure de fer. L'hémorrhagie persiste environ une heure, puis surviennent des caillots. J'éloigne, dès lors, les prises de fer et j'accorde de la limonade sulfurique.

18 octobre. — La nuit a été peu calme, les crachats de sang caillé continuent ; la toux est moins continue ; 100 pulsations, et peau moite. Les frayeurs et peurs reviennent toujours, de temps en temps, mais le malade parvient à les dominer et il reste au lit. *Ut supra*, avec sinapismes aux extrémités inférieures et bouillon froid.

19 octobre. — Appelé à la hâte chez le malade, je le trouve assis dans son lit, vomissant du sang rouge et spumeux ; il est effrayé et plein d'anxiété, ses traits sont défaits, il est d'une grande pâleur, et le corps est baigné d'une sueur froide ; il semblait devoir expirer d'un moment à l'autre ; 120 pulsations petites, serrées, mais régulières.

Je le fais coucher et couvrir de sinapismes, en même temps que j'administre le perchlorure de fer, à 1 gr. 50/100, par cuillerées, de cinq à cinq minutes. Je le vois trois heures après : l'hémorrhagie est arrêtée ; les crachats sont formés de caillots ; la toux est moins fréquente ; la peau est chaude sans moiteur ; 108 pulsations ; les frayeurs sont moins vives et dominées ; perchlorure de fer, limonade et sinapismes.

20 octobre. -- La quantité de sang craché par le malade, pendant les dernières vingt-quatre heures, forme à peu près 800 grammes. Les crachats sont encore d'un rouge foncé et ils sont rendus avec de la toux ; 100 pulsations, chaleur modérée.

*Ut supra*, avec gelée de viande.

21 octobre. — Un peu de sommeil, point de frayeurs, crachats panachés ; 100 pulsations.

*Ut supra.*

25 octobre. — Après une amélioration progressive il survient quelques crachements de sang, puis un vomissement subit de pus jaune, grisâtre, d'une consistance épaisse, formant environ un verre ; des crachements de sang caillé ont succédé à ce vomissement jusqu'à ce matin. Le pouls est à 110 ; la toux amène des crachats colorés de sang.

Eau de Léchelle ; limonade sulfurique ; gelée de viande.

3 novembre. — Toute trace de sang ayant disparu dans les crachats, depuis deux jours, je puis me permettre d'examiner la poitrine. Dans les deux tiers supérieurs du poumon gauche je perçois des râles humides, gros, éclatants, formant de véritables gargouillements ; mais, sous la clavicule et dans la fosse sus-épineuse, on entend un soufle caverneux qui semble se passer dans une excavation capable de contenir un œuf de poule ; dans le tiers inférieur on n'entend qu'un souffle rude avec des râles sous-crépitants moins gros. Dans le sommet du côté droit il y a également des râles sous-crépitants mais moins gros que dans le côté opposé ; ils sont mêlés de rhonchus éclatants et la voix retentit aussi à ce niveau ; autour de l'angle interne de l'omoplate on sent des bouffées de râles sous-crépitants fins et de la sibilance sur la partie antérieure de ce côté de la poitrine. Les crachats de muco-pus sont faciles et abondants avec et

sans quintes de toux. 104 pulsations; le premier bruit du cœur est soufflé à la pointe bien sensiblement; il y a encore des sueurs nocturnes et des frayeurs; le malade est d'ailleurs d'une très-grande impressionnabilité. Alimentation plus abondante, vésicatoire.

12 novembre. — Les nuits, quoique plus calmes, ne lui donnent pas encore plus d'une heure de sommeil continu, à cause de la toux et des crachats; le matin surviennent des quintes qui produisent parfois encore des crachats imprégnés de filets de sang. Dans ces crachats existent des cellules tuberçuleuses et des fibres élastiques; le pouls est toujours supérieur à 100 pulsations; la maigreur est excessive et le malade se levant, pour la première fois, peut à peine se tenir debout. 10 gouttes de térébenthine avec du sirop, trois fois par jour; le reste comme ci-dessus.

16 novembre. — Il survient quelques crachats rouillés; toujours 100 pulsations et plus un redoublement de sueurs nocturnes.

Aconit et digitale, suppression de la térébenthine.

19 novembre. — Les crachats rouillés reparaissent tous les soirs, puis dans la nuit, sans cause appréciable, et sont remplacés de même et subitement par des crachats formés purement de muco-pus jaune grisâtre; cependant l'expectoration prend aussi cette coloration rouillée à la suite de fortes quintes de toux qui durent de une à deux minutes et qui jettent le malade dans un profond abattement. La sonorité et l'élasticité sont diminuées dans tout le côté gauche de la poitrine, excepté sous la clavicule où le son paraît sensiblement plus retentissant; la sonorité est également un peu exagérée au niveau des pectoraux à droite; tout le poumon gauche est rempli de râles humides formant de véritables gargouillements dans la moitié supérieure; sous la clavicule et dans la fosse sus-épineuse on perçoit un souffle caverneux et amphorique qui semble indiquer une excavation de la grosseur d'un œuf de poule. Dans le poumon droit existent des râles sous-crépitants, gros et éclatants au sommet et le long du bord interne de l'omoplate; ils sont plus fins dans la moitié inférieure, la voix retentit dans la fosse sus-épineuse et à l'angle interne de l'omoplate; l'expiration est rude partout, nulle part on ne perçoit de murmure vésiculaire; souvent on entend aussi de la sibilance dans le poumon droit et cela quand

le malade éprouve des accès d'asthme, le soir et la nuit. Le pouls, qui ne descend jamais au-dessous de 96 pulsations, s'accélère par la plus légère impression, après le repas, après la toux, après un mouvement un peu brusque, etc. Il atteint de 110 à 120 pulsations régulières, mais serrées et petites ; le premier bruit du cœur est toujours soufflé ; une marche de 50 pas lui donne des palpitations et l'essouffle. Il a une soif prononcée, les digestions sont bonnes, les urines sont généralement troubles et foncées ; une selle par jour, maigreur excessive, flaccidité des chaires, sueurs nocturnes assez fréquentes, des moments de frayeur et d'anxiété reviennent encore de temps en temps.

Je le fais porter au soleil et promener quelques minutes et, dans la soirée, il prend deux demi-verres de galazyme qu'il trouve fort agréable. — Suppression de toute médication autre.

20 novembre. — Point de troubles de la digestion ; poids du corps, 59$^{kil}$,500. Trois demi-verres de galazyme le matin et autant le soir.

21 novembre. — Il trouve le lait d'autant plus agréable qu'il calme sa soif et il en demande davantage. Cette boisson est d'ailleurs bien supportée, ne donnant lieu ni à des éructations, ni à des gargouillements ; comme à l'ordinaire, il n'a qu'une selle en vingt-quatre heures ; les urines paraissent moins chargées et moins troubles. Des contrariétés domestiques l'ont agité, et après avoir éprouvé des bouffées de chaleur à la tête, des frayeurs et des inquiétudes, il a eu des quintes de toux et enfin quelques crachats rouillés.

Je porte le galazyme à un litre. — Repas solide à midi et fort léger le soir. — Je le fais porter au dehors et marcher par moments.

22 novembre. — Les crachats qui, dès le matin, avaient repris leur teinte jaune et grisâtre, sont devenus rouillés encore dans la soirée et ce matin ils sont complétement exempts de traces de sang. (J'ai reconnu que le malade, qui est pris de violents redoublements de fièvre dans la soirée, chauffe alors beaucoup la chambre où il se tient et cela même à l'aide d'un poêle de fonte ; c'est probablement à la sécheresse de l'air qu'il faut rapporter cette exhalation de sang qui se mêle au muco-pus des crachats. Je fais placer un ther-

momètre dans la pièce et maintiens la température à 13 ou 14 degrés. *Ut supra.*

23 novembre. — La nuit a été plus calme, le sommeil moins interrompu ; le malade a dormi une heure et demie de suite. Même ce matin, après la prise du galazyme, le malade éprouve un besoin irrésistible de dormir et, à l'heure où d'ordinaire il était sous l'influence de ses inquiétudes et de ses frayeurs, il se rendort avec calme. Au réveil le pouls est à 90 pulsations assez larges et souples. *Ut supra.*

24 novembre. — Sommeil plus calme, six heures à trois reprises ; les crachats plus faciles ne renferment plus de sang, la toux reste toujours quinteuse le matin ; hébétude vague et somnolence à la suite du galazyme dont il voudrait toujours prendre davantage ; une selle par jour, urine claire et limpide ; 92 pulsations le matin avec redoublement après le repas du milieu du jour et le soir ; les sueurs manquent depuis plusieurs nuits. — Un litre un quart de galazyme, le soir quelques biscuits secs.

26 novembre. — Nuit calme, sommeil de plusieurs heures sans tousser ni cracher ; somnolence, laisser-aller et vague le matin, après les prises de galazyme ; 96 pulsations, un litre et demi de galazyme, *ut supra* le reste.

28 novembre. — De nouvelles discussions domestiques sont survenues dans son intérieur et cependant le malade, toujours trop emporté, trop irritable, n'a plus, cette fois, d'hémoptysie comme précédemment. Les crachats sont moins abondants et les urines semblent devenir plus copieuse. Il se sent plus fort, il peut rester dehors, au grand air, plusieurs heures de suite, la marche l'essouffle bien moins, son appétit est bon et quoique la soif soit apaisée, il boit avec le plus grand plaisir et même avec avidité le lait aigrelet, gazeux et mousseux. Un litre trois quarts de galazyme.

1er décembre. — Les crachats moins abondants excitent aussi moins de toux ; l'auscultation permet de découvrir le retour du murmure vésiculaire un peu rude seulement et sec, dans la moitié inférieure du poumon droit ; toujours du redoublement le soir, mais le sommeil est plus prolongé et plus calme ; le teint, quoique pâle, n'est plus jaune terreux; il n'y a plus d'animation dans les traits du visage.

Soir. — Surpris pendant la promenade par la pluie, le malade a fait des efforts de marche pour rentrer chez lui; il y est arrivé essoufflé et il lui a fallu dix minutes de repos pour calmer les battements du cœur et les mouvements respiratoires. Aussi dans la soirée il crache un peu de sang rouge et spumeux. — Repos, sinapismes et galazyme comme ci-dessus.

2 décembre. — A partir de minuit les crachats ne contenaient plus que du sang caillé et ce matin ils sont panachés et à peine rouillés; autour de la caverne du sommet gauche je perçois des râles crépitants fins et de la sibilance à droite. 96 pulsations.

Repos. — Pour toute alimentation, boisson et médicament, je lui accorde du galazyme; il boit en tout 2 litres.

3 décembre. —Une selle en vingt-quatre heures; les crachats sont encore rouillés en partie; 90 pulsations. Il reprend ses courtes promenades.

4 décembre. —Pas de selles depuis trente-six heures; les crachats ne renferment plus de sang. Poids du corps, 62 kilogrammes. — Deux litres de galazyme.

6 décembre. — Crachats moins secs et moins abondants; il peut coucher sur le côté gauche, ce qui lui était impossible depuis plus d'un an. Sommeil de deux heures consécutives; l'enivrement est plus marqué après la prise de galazyme. — Deux litres et demi de galazyme.

9 décembre. — S'étant assis à la promenade et refroidi les pieds, il a toussé davantage; il a eu un point de côté, il place le point douloureux sous l'omoplate gauche; dans la nuit il a expectoré six crachats rouillés; le sommeil n'a pas été moins calme; point d'impression sur le pouls, pas de selles depuis vingt-quatre heures.

11 décembre. — Les crachats ne renferment plus de trace de sang; il dort trois heures de suite, n'a plus de bouffées de chaleur; 90 pulsations, toujours avec des redoublements sensibles après le dîner et dans la soirée.— 3 litres de galazyme.

13 décembre. — Dans la soirée d'hier, à la suite de contrariétés assez vives dans son intérieur, le malade a eu des bouffées de cha-

leur, des accès de toux quinteuse, et dans la nuit huit crachats rouillés; mais, peu après, l'expectoration a repris sa teinte ordinaire. Il y a moins de matité à la base de la poitrine; les râles sous-crépitants sont moins gros et couvrent moins de murmures vésiculaires dans la moitié inférieure du poumon droit, mais ils sont éclatants au sommet et à l'angle interne de l'omoplate, où il y a aussi de la résonnance de la voix; toujours de la rudesse sous les pectoraux; à gauche, les gargouillements sont remplacés par des râles sous-crépitants humides, moins gros, avec des éclats vers le sommet; le souffle de ce sommet est simplement caverneux, et il semble plus limité. Bon appétit, une selle par jour, urines plus abondantes que la quantité des liquide consommés. 90 pulsations avec redoublement. 3 litres et demi de galazyme.

16 décembre. — Les forces reviennent en même temps que les téguments se raniment; le malade peut marcher une demi-heure sans trop être essoufflé. Le poids du corps est de $63^{\text{kil}}$,800.

19 décembre. — Le malade m'apprend que, depuis quelques nuits, il éprouve comme des démangeaisons sur les membres inférieurs, puis ceux-ci se recouvrent d'un peu de moiteur; il m'apprend aussi que, dans sa jeunesse, il a eu du prurigo, pendant une dizaine d'années, sur ces mêmes parties. Les crachats, examinés au microscope, renferment toujours des cellules tuberculeuses et des fibres élastiques. Le redoublement du soir est moins prononcé depuis quelques soirées. — *Ut supra.*

Soir. — Sans causes accusées par le malade, celui-ci éprouve un peu de chatouillement dans la gorge, puis il tousse et crache un peu de sang rouge et aéré. (Toutefois, pendant cette journée, le degré d'humidité relative de l'air a considérablement varié : de 63 pour 100, à sept heures du matin, l'humidité est tombée à 57, à dix heures, et à 38, à deux heures; le soir même, à quatre heures, elle n'était que de 45 degrés. La hauteur de la colonne barométrique et la température n'offraient rien de particulier.) Sinapismes et galazyme.

20 décembre. — Les crachats ont repris leur coloration habituelle dans la nuit même; 96 pulsations, les redoublements sont moins marqués.

24 décembre. — Toux plus rare et crachats faciles de muco-pus

le temps humide et pluvieux modère la soif du malade et l'empêche de sortir; l'appétit diminue, il éprouve moins de goût pour le lait; les membres inférieurs deviennent toujours un peu moites pendant la nuit, et cependant il n'y a plus de sueurs nocturnes sur la partie supérieure du corps. Le galazyme est réduit à deux litres et demi.

29 décembre. — La pluie, le froid et le vent empêchent le malade de sortir; il digère bien le lait, mais il le prend avec moins de plaisir; tendance à la constipation; le sommeil est toujours fort calme et plus prolongé; les bouffées de chaleur deviennent de plus en plus rares. 90 pulsations. Poids du corps, $65^{kil}$,950. Le galazyme est réduit à un litre.

2 janvier 1865. — Le malade s'est refroidi et il a aussi un peu fêté le renouvellement de l'année. De là des frissons suivis de chaleur, d'une toux plus quinteuse et de quelques crachats rouillés; la respiration est plus gênée qu'à l'ordinaire; il y a dans le lobe inférieur du poumon droit des râles crépitants fins et de la sibilance, de même que sous le sein gauche.—100 pulsations; la peau est chaude et il y a quelquefois des bouffées de chaleur à la tête.

Suppression du galazyme; alcoolature d'aconit et teinture de digitale (10 gouttes).

3 janvier. — Nuit agitée par des accès de toux et d'asthme; quelques crachats rouillés pendant la nuit. — 100 pulsations avec redoublement.

5 janvier. — Hémoptysie légère sans accélération plus grande du pouls.

Repos, sinapismes et perchlorure de fer.

7 janvier. — Parfois encore un crachat rouillé; râles sibilants et sous-crépitants dans toute la hauteur du poumon droit; la caverne du sommet gauche semble plus rétrécie, et, à la base, les râles sous-crépitants sont plus fins. — 96 pulsations.

*Ut supra.*

10 janvier. — Les crachats ont repris leur teinte ordinaire; la toux est moindre et moins quinteuse, même la quinte du matin manque parfois; les nuits sont bonnes, le malade ne se réveille plus que deux ou trois fois, il n'a plus d'exacerbation ni de bouffées de

chaleur. — Le pouls est toujours à 96; bon appétit et souvent des excitations du côté des organes génitaux.

Suppression du perchlorure de fer.

15 janvier. — Le bon état se maintient; poids du corps, 66$^{kil}$,500.

27 janvier. — Sous l'influence des grandes oscillations dans le degré d'humidité de l'air, le malade a encore quelque crachats rouillés vers le soir, et ils se renouvellent le jour suivant et le 28, toujours au commencement de la nuit. Malgré ces phénomènes, le sommeil est bon, et l'on perçoit un peu de murmure vésiculaire dans la moitié inférieure du poumon droit et le souffle caverneux du poumon gauche semble parfois voilé; les râles sous-crépitants sont moins gros dans la partie inférieure de ce poumon. — Toujours 96 pulsations et redoublement.

29 janvier. — Le malade ne se réveille plus qu'une ou deux fois la nuit; le facies est bon.

Habitué autrefois à la bière, je lui accorde une demi-bouteille de bière anglaise bien mousseuse et riche en alcool.

18 février. — Le mieux continue, quoique cependant, par suite d'une vive émotion, de contrariétés domestiques qui sont assez fréquentes, il a encore des crachats rouillés mais fort rares; l'expiration est moins rude au niveau des pectoraux du côté droit, et le murmure vésiculaire devient plus distinct dans la partie inférieure; les accès d'asthme ne reparaissent plus, depuis un mois. — Le pouls persiste entre 96 et 100 pulsations en dehors des redoublements; pas de bouffées de chaleur, pas de sueurs nocturnes, peu de moiteur sur les jambes; digestion bonne; poids du corps, 66$^{kil}$,200.

Le malade se soutient de même pendant les mois de mars et d'avril, se promenant quand le temps le permet et reprenant un peu la surveillance de ses intérêts commerciaux. Mais il perd un peu de poids, chaque mois, et ses forces diminuent à l'arrivée des chaleurs.

Je résumerai cette longue observation en la rapprochant de celle d'une autre phthisique arrivée au même degré, soumise, presque en même temps, à la même médication par le lait d'ânesse gazeux et alcoolisé. Cette dernière malade a craché peu de sang, il y a deux ans ; elle porte des cavernes dans les deux sommets du poumon ; elle a une tendance aussi marquée aux diarrhées que le précédent malade aux hémoptysies ; mais, pendant une cure de vingt-cinq jours aux Eaux-Bonnes, elle n'a eu ni diarrhée ni hémoptysie, il m'a suffi de suspendre l'eau au moment où s'est montrée la congestion passive si caractéristique de ces eaux. Sous l'influence de cette médication thermale et des conditions climatériques, l'appétit s'est un peu relevé ainsi que les forces, quoique la maigreur allât croissant. De même que le précédent poitrinaire, celle-ci vient à Pau, en octobre, présentant une gêne de la respiration, de la toux, des crachats avec des cellules tuberculeuses et des fibres élastiques, du souffle caverneux aux deux sommets entourés de râles sous-crépitants et éclatants ; le pouls chez tous deux est habituellement au-dessus de cent pulsations, avec du redoublement ; il n'y a pas de souffle au cœur chez cette dernière malade, et son sommeil est assez bon ; mais celle-ci n'a pas d'appétit, ses sueurs nocturnes sont également profuses et sa maigreur est aussi grande que celle de l'autre malade. Aux diarrhées de l'une j'oppose le magister de biscuit, le tannin, le plomb uni à l'opium ; aux hémoptysies de l'autre le perchlorure de fer, l'aconit, la digitale, etc., sans résultats sensibles sur la marche de la dégénérescence tuberculeuse.

C'est lorsque toutes les ressources ordinaires sont épuisées et que l'issue fatale paraît assez prochaine chez ces deux poitrinaires, que j'ai recours au galazyme, comme étant le seul agent qui pouvait me faire espérer de prolonger, tout au plus, ces existences. Le traitement est commencé, chez la femme, le 12 novembre, par un demi-verre de galazyme, lequel est fort bien supporté ; le lendemain j'en donne le double ; il survient des gargouillements et 2 selles, néanmoins j'augmente la dose le troisième jour, en choisissant du lait plus avancé en fermentation et plus aigrelet ; je reste six jours à deux verres qui produisent quatre ou cinq selles d'abord ; puis, portant la dose à trois verres, je vois les selles diminuer en même temps que j'administre du galazyme plus acidulé. Cependant cette malade conserve toujours une tendance au dévoiement, quoique n'ayant qu'une selle par jour. Aussi la dose de galazyme n'a-t-elle pas excédé beaucoup deux litres, mais elle a été continuée pendant trente-huit jours. Chez l'autre malade, au contraire, il y a eu tendance à la constipation, dès les premiers jours de l'administration du galazyme, et les doses ont pu être portées rapidement à deux, à trois et à trois litres et demi. Déjà dans une saison avancée de l'année, par un temps assez humide, ces malades prenaient avec plaisir de grandes quantités de galazyme ; ils le trouvaient d'autant plus agréable qu'il était plus mousseux et plus aigrelet, apaisant la soif et la fièvre qui les minait. Toutefois, pendant les journées chaudes et sèches, ces malades prenaient plus volontiers de plus grandes quantités de lait, et celui-ci était aussi mieux supporté.

Sacrifiant l'ordre physiologique à l'ordre de manifestation des phénomènes, à la suite de l'usage du galazyme, je me trouve amené à parler de l'espèce d'ébriété vague et de somnolence qui se sont montrées plutôt chez la femme que chez l'homme, et à des doses de lait inférieures ; toutefois le calme du sommeil a été plus sensible chez ce dernier, et cela a été d'autant plus remarquable qu'avant la cure lactée il ne pouvait dormir une heure de suite, tandis qu'après cette cure il avait souvent un sommeil continu de trois à quatre heures.

La toux est devenue plus facile, plus humide, chez l'un des malades, déjà après dix jours de traitement. Elle s'est calmée plus lentement chez l'autre, mais d'une manière non moins prononcée et au point même qu'elle ne réveillait plus le malade qu'une ou deux fois la nuit; les quintes de toux qui fatiguent tant ces malades finirent même par céder, comme cela ressort surtout de la dernière observation.

En même temps que s'accomplissent ces modifications, on constate des phénomènes plus profonds et plus certains dans les fonctions respiratoires. Ainsi chez la poitrinaire, les gros râles disparaissaient, dans la partie inférieure du poumon, et se concentraient dans les sommets autour des cavernes, lesquelles deviennent plus délimitables, et même, chez l'un de ces malades, la cavité d'une caverne semble réellement se rétrécir, sous l'influence de la médication lactée. Chez ces malades les rhonchus anormaux font place au murmure vésiculaire dans les lobes inférieurs du poumon. Les hémoptysies qui faisaient craindre une fin prochaine chez l'un de ces malades, et qui l'avaient laissé dans un grand épuisement, ont été modérées par l'administration du galazyme, puis elles ont même été complétement arrêtées, malgré des dispositions toutes particulières aux hémorrhagies, malgré les excitations nombreuses que ce malheureux phthisique rencontrait sans cesse dans sa famille et son entourage.

C'est ainsi qu'à la fin de la cure lactée, chez l'un et l'autre malade, la respiration devient plus libre et plus profonde; la toux et les crachats vont en diminuant, en même temps que les râles humides, gros, éclatants et gargouillants, se rapprochent davantage de ronchus sous-crépitants fins et que le murmure vésiculaire perce dans certains points de la base de la poitrine; le retentissement de la voix devient plus obscur et disparaît même dans des points où je l'avais constaté avant la cure; les cavernes cessent de s'étendre et semblent même rétrograder vers un degré de rétrécissement. Tous ces signes ne prouvent pas que les tubercules aient disparu sous l'action thérapeutique du galazyme; mais ils indiquent bien réellement une perméabilité plus grande du parenchyme pulmonaire. Ils indiquent des modifications intimes et profondes survenant sous l'influence de cette médication, dans les fonctions respiratoires. S'il n'y a pas là une guérison radicale à annoncer dès lors, il y a du moins à proclamer un immense soulagement; et ce bien-être, ne serait-il que passager, n'est pas à dédaigner dans une période si avancée d'une maladie qui, d'ordinaire, marche si résolûment à une terminaison fatale.

D'autres phénomènes non moins heureux surviennent à la suite de l'administration du galazyme à doses un peu élevées, c'est le calme du système circulatoire, c'est la diminution de la fièvre, c'est la modération et la suppression même des exacerbations fébriles; chez l'un de ces malades le redoublement a résisté jusque dans le quatrième septénaire de la cure; mais le calme du système circulatoire, la modération et la rareté des hémorrhagies, la disparition du souffle anémique, sous l'influence de ce traitement lacté, prouvent bien évidemment que le sang s'est enrichi de globules rouges et qu'il a gagné dans sa plasticité.

La nutrition et la réparation n'ont pas seulement porté sur la masse du sang, elles ont même été plus sensibles et plutôt appréciables, sur l'ensemble de l'économie, par suite de l'accroissement ou du développement du tissu conjonctif, trame, élément commun de l'organisme. Et la détermination à cet égard est rendue plus précise, plus saisissable au moyen de pesées. Cependant, chez la femme, cette opération si simple rencontre toujours une foule d'obstacles. Voici les données qui fixent les résultats obtenus :

| | Kil. |
|---|---|
| La femme, avant la cure, pesait......... | 31,000 |
| — après 15 jours de cure........ | 31,800 |
| — — 25 — | 33,500 |
| L'homme, avant la cure, pesait.......... | 59,500 |
| — après 14 jours de cure........ | 62,000 |
| — — 26 — | 63,800 |
| — — 39 — | 65,950 |
| — — 54 et 12 jours après la cure............... | 66,500 |
| 39 — | 66,200 |

Chez la première malade il y a eu, en vingt-cinq jours, une augmentation du poids du corps allant à 2kil,500 soit 100 grammes par jour moyen; chez l'autre, en cinquante-quatre jours, l'accroissement total a été de 7 kilogrammes, soit 129 grammes par jour. En subdivisant les phases des cures, il est facile de constater des différences dans l'accroissement du poids du corps, en rapport avec la proportion du galazyme consommé. Ainsi, pendant les quinze premiers jours, la malade, qui ne pouvait supporter que de faibles doses de lait, à cause de ses tendances à la diarrhée, n'a augmenté que de 53 grammes par jour, tandis que, pendant la période suivante, alors qu'elle a pu prendre jusqu'à deux litres de cette boisson, elle a gagné, en poids, 170 grammes par jour moyen. Ces rapports entre l'accroissement du poids du corps et la proportion de lait consommé ne ressortent pas moins des résultats de la dernière observation. Cependant il est nécessaire d'y insister un moment. Le malade qui en fait le sujet était épuisé par des hémoptysies intarissables, quand il a commencé cette cure lactée, et la réparation, pendant une première période de quatorze jours a marché avec une rapidité étonnante caractérisée par un accroissement de 178 grammes par jour; tandis que, pendant une seconde période, l'accroissement n'a été que de 150 grammes par jour, quoique le malade prît cependant le galazyme à des doses croissantes; c'est qu'il a eu des hémoptysies pendant cette période, et qu'en outre il n'a pas pu faire autant d'exercice; l'assimilation a évidemment souffert pendant cette période. Dans l'intervalle de temps qui suit et qui comprend treize jours, l'augmentation du poids du corps a progressé dans le rapport de 165 grammes par jour moyen; et, dans la dernière période, qui ne comprend que trois jours de traitement par le galazyme et les douze jours qui suivent la cure, le malade n'a gagné que 36 grammes par jour moyen. A cette époque, la cure lactée a dû être supprimée, non-seulement par suite de la saison trop froide et trop humide qui empêchait le malade de sortir, mais encore parce qu'il venait de contracter un peu de bronchite et qu'il a de nouveau eu des hémoptysies persistantes quoique très-faibles.

Pendant le mois qui a suivi cette médication par le galazyme, j'ai conseillé à ce malade de prendre, comme boisson exclusive, de la bière anglaise fermentant beaucoup et chargée d'alcool. Il n'en prenait qu'une demi-bouteille par jour. Pendant qu'il observait ce régime, il continuait à se soutenir dans le mieux acquis; il lui semblait même prendre des forces, mais en réalité il perdait de son poids, et cette perte a été de 300 grammes en trente-neuf jours, ce qui fait 7 grammes en moyenne par jour. — Je dis que cela est arrivé par la seule suppression du galazyme et malgré la substitution d'une boisson mousseuse et fortement alcoolisée à du lait gazeux acidulé et alcoolisé.

Il est donc bien permis de croire, d'après cette médication comparative, que les malades soumis à la cure du galazyme trouvent dans cette boisson de puissants éléments de nutrition; que cette puissance nutritive n'est pas précisément et exclusivement inhérente à la fermentation, à la présence de l'acide carbonique et de l'alcool, principes que renferme bien évidemment la bière anglaise à un tout aussi haut degré que le galazyme.

Quant à l'action que le lait en fermentation exerce sur les sécrétions, elle a été plus sensible chez ces derniers malades que chez ceux qui ne prenaient que de faibles quantités de galazyme. Ainsi nous avons vu l'urine, qui était trouble ou épaisse avant la cure lactée, devenir claire et limpide même après un petit nombre de jours de traitement; qu'ensuite, à mesure que la quantité de lait consommé augmentait, les urines augmentaient dans une proportion plus forte, eu égard aux liquides ingérés.

Les sécrétions cutanées participent aux modifications et transformations qui s'accomplissent dans l'économie vivante; les sueurs nocturnes ont même cédé complétement et définitivement chez ces deux malades, après douze jours du traitement lacté chez l'un, et dans le troisième septenaire chez l'autre. Cependant, loin d'être troublées, les fonctions de la peau reviennent au type normal et tendent même à retourner à certaines habitudes anciennes, comme cela s'est présenté chez l'un des malades ci-dessus. Chez un autre les sueurs nocturnes se sont d'abord taries, puis s'est montrée une certaine disposition à la transpiration sur les membres inférieurs qui autrefois étaient le siége d'un prurigo invétéré.

Il est bien facile de comprendre, d'après cela, que les cures de kumis, dans les steppes de la Russie orientale, ont dû obtenir une grande faveur et une vogue méritée, quoique l'observation médicale y soit restée étrangère. Je ne voudrais pas porter un jugement définitif, d'après le petit nombre de faits que j'ai observés, enregistrés et rappelés jusqu'ici, quant à la nature médicatrice du galazyme, cependant il en ressort déjà bien réellement qu'il s'agit ici d'un aliment éminemment réparateur et reconstitutif, d'un moyen capable d'enrayer la marche rapide et fatale de la consomption tuberculeuse. Si, en effet, nous admettons, avec la grande autorité du professeur Virchow et de toute l'école de Berlin, que la tuberculose est une hypertrophie ou hyperplasie régressive de la cellule élémentaire du tissu conjonctif, ne sommes-nous pas amené à penser que l'agent qui porte spécialement sur la régénération, sur la réorganisation de ce tissu, doit aussi lutter le plus efficacement contre les causes de sa destruction. Donc le galazyme n'est pas simplement par sa nature un lait d'ânesse gazeux, acidulé et alcoolisé, mais il est avant tout un ferment, une organisation virtuelle, à la fois être animé et aliment.

Mais arrêtons-nous à la simple analyse des faits, de peur de tomber dans le domaine des interprétations sans fondement; évitons de scruter trop loin, de peur de rencontrer des choses que d'autres ne verraient pas avec nous. Bornons-nous à ne rechercher dans les faits que ce qu'ils renferment bien évidemment. Récapitulons-les avec toute la réserve et tout le calme que l'observateur honnête et sérieux doit apporter dans un champ nouveau.

# RÉCAPITULATIONS SOMMAIRES

Le problème que je me suis proposé de résoudre en commençant ces recherches, c'est de trouver un traitement efficace, si ce n'est un moyen de guérison de la consomption tuberculeuse, des bronchites et des catarrhes chroniques. Les données positives que j'ai pu enregistrer sous l'influence de la médication lactée du galazyme, dans une période de temps fort courte même, m'autorisent à résumer, dans quelques propositions, mes résultats personnels et confirmatifs de l'opinion vulgaire qui a cours sur le kumis.

1° Le kumis, lait de jument en fermentation, que les Baschkires et les Kirgis préparent, dans les steppes de la Russie orientale, et qu'ils administrent aux malades nombreux qui, chaque année, se rendent dans les villages de ces nomades, peut être préparé dans les mêmes conditions, avec des qualités identiques, à l'aide du lait d'ânesse pur, et mieux encore mélangé dans une faible proportion avec du lait de vache ; ce lait en fermentation, je l'appelle *galazyme.*

2° De nombreuses expériences m'ont prouvé qu'on peut ajouter au lait d'ânesse, pour préparer le galazyme, jusqu'à un tiers de son volume de lait de vache ; que dans ces préparations on obtient une boisson bien mousseuse, acidulée et alcoolisée, dont la saveur aigrelette et vineuse est fort agréable, qui est de facile digestion et qui, condition humanitaire au premier chef, peut devenir accessible à toutes les fortunes.

3° Le galazyme s'administre d'abord à un état encore un peu douceâtre et à des doses d'un verre, matin et soir ; puis, la fermentation étant plus avancée, le liquide devenant plus acide et les malades s'y étant habitués, on porte les doses aussi promptement que possible à une, deux ou plusieurs bouteilles par jour; on peut aller à huit ou dix bouteilles, pendant la saison chaude, dans un pays chaud et sous un climat sec, conditions qui sont nécessaires pour obtenir des cures efficaces. — Le choix de la station médicale est de la plus haute importance dans cette médication lactée.

4° L'action physiologique du galazyme ainsi que son influence thérapeutique ne peuvent être développées et appréciées que dans une station d'hiver bien appropriée ou dans certaines régions tempérées, pendant la saison chaude, de manière que les buveurs peuvent se livrer aux exercices physiques et aux promenades au grand air. —A ces conditions seulement le lait en fermentation est agréable et pris à de fortes doses. Son effet le plus immédiat est d'apaiser la soif et d'exciter l'appétit. A l'état frais, le galazyme donne lieu à des excitations, à des gargouillements, à des vents et finalement à du dévoiement, désordres qui cessent le plus ordinairement dès qu'on l'administre à un degré de fermentation plus avancé. Il tend alors le plus généralement à constiper.

A de faibles doses, le galazyme modifie déjà la sécrétion rénale; les urines deviennent plus claires et plus limpides et leur quantité tend à augmenter. — Mais à mesure que les doses de lait sont plus élevées, les urines sont sécrétées aussi en plus grande abondance. La sécrétion cutanée paraît augmenter pendant la cure du kumis, phénomène que je n'ai pu constater qu'autant que le lait en fermentation est pris à de fortes doses.

Le pouls paraît d'abord peu impressionné par l'usage du galazyme; mais, après quelques jours de cette médication ou dès que les doses en sont un peu élevées, on remarque, pendant les heures qui suivent l'ingestion du lait en fermentation, moins de fréquence, plus de souplesse et plus de largeur dans les pulsations, et cela même chez des personnes pour lesquelles l'ingestion d'un aliment quelconque, d'une tasse de lait frais même, devient une cause d'accélération du mouvement circulatoire. Mais les signes les moins équivoques d'une modification des éléments constitutifs du sang, d'une plus grande plasticité de ce liquide, sous l'influence du galazyme, ce sont ceux qu'on tire de la disparition des hémorrhagie chez des personnes qui y étaient sujettes, ce sont ceux aussi qu'on constate dans les bruits du cœur et du système vasculaire en général.

Le galazyme, comme le kumis, produit une espèce particulière d'ébriété calme, tout au plus un peu loquace, puis un affaissement, de la somnolence et du sommeil, une disposition très-prononcée à la quiétude du corps et de l'esprit et une indifférence marquée à toute chose.

Dans de pareilles conditions, l'assimilation se traduit par un accroissement, un développement du tissu conjonctif sous-cutané et sous-muqueux d'autant plus sensible que la maigreur et la détérioration étaient plus prononcées. — Ce phénomène a été apprécié par les changements survenus dans le poids du corps lequel, pendant la cure lactée, a varié depuis 50 grammes, au minimum, jusqu'à 200 grammes, au maximum, par jour moyen.

L'usage de la galazyme, chez des personnes qui vivent dans l'inaction ou qui sont enfermées, qui ne peuvent prendre le grand air, soit à cause du temps pluvieux, humide ou froid, ou venteux, soit par suite d'une incapacité physique de se promener, amène assez promptement de la satiété, un état saburral des premières voies, de l'inappétence et de la céphalalgie.

5° Les malades qui vont prendre le kumis dans les villages des Baschkires et des Kirgis paraissent gagner, dans l'espace d'une saison de trois à quatre semaines, un développement considérable d'embonpoint qui, pour le vulgaire, est l'expression d'une guérison et qui domine toutes les autres modifications physiques survenues dans l'état de santé des clients de ces nomades.

La renommée qui entoure ces cures de lait, même en l'absence de faits constatés par l'observation médicale, repose certainement sur les heureuses modifications qu'en éprouvent les bronchites, les catarrhes chroniques et, par suite aussi, la consomption tuberculeuse. Les poitrinaires au premier degré, qui ne sont pas encore arrivés à la phase des métamorphoses, paraissent trouver une plus grande liberté dans les mouvements respiratoires, après une cure de kumis; leur toux et leurs crachats diminuent, la fièvre hectique cède, une amélioration générale et persistante en serait la conséquence la plus ordinaire. — Chez ceux même qui sont déjà parvenus dans la période de la fonte tuberculeuse, la cure de kumis ne produirait pas moins un soulagement réel, en modérant la fièvre, les sueurs profuses et l'expectoration ; elle arrêterait les progrès effrayants de la consomption.

6° Quant à mon expérience personnelle, j'ai été assez heureux de constater que le galazyme employé à faible dose, chez des poitrinaires qui n'ont pas franchi la première période de la tuberculisation, apaise la soif, modère la circulation du sang et lutte efficacement contre la fièvre et ses exacerbations quotidiennes ; qu'il calme tout d'abord la toux et facilite l'expectoration ; mais que, sous son influence prolongée, la toux et les crachats diminuent et cessent même plus ou moins complétement ; qu'en même temps les bruits respiratoires se modifient et indiquent une perméabilité et une élasticité plus grandes des cellules pulmonaires, phénomènes que j'ai pu constater à l'aide de mon spiromètre.

Chez les malades de cette première catégorie, j'ai pu observer aussi, pendant la cure du galazyme, un développement sensible de l'embonpoint, constaté à l'aide de pesées comparatives, la disparition des sueurs nocturnes et cela sans retour. — J'ai remarqué même chez deux malades, pendant cette médication, la disparition de taches jaunes et terreuses, que portait une chloro-anémique et d'un pityriasis invétéré qu'un phthisique avait depuis plusieurs années.

7° Le galazyme administré à des doses élevées, chez des phthisiques arrivés dans la période de la fonte tuberculeuse, produit ses effets immédiats et ordinaires d'une manière d'autant plus frappante même que les constitutions sont plus détériorées.

Boisson acidulée, gazeuse et vineuse, le galazyme intervient fort agréablement et heureusement chez ces malades, pour calmer leur soif ardente, pour modifier même les troubles si graves des fonctions respiratoires. Par cette médication, la toux perd de son acuité, les crachats se modèrent et les bruits respiratoires accusent des changements non moins heureux qui s'accomplissent dans le parenchyme pulmonaire. Avec la fièvre hectique, si persistante et si énervante, dans cette période ultime de la phthisie j'ai vu céder aussi les sueurs nocturnes. Dans cette phase de la consomption tuberculeuse les phénomènes d'ébriété qu'occasionne le galazyme et qui procurent à ces malades un sommeil si réparateur favorisent le plus puissamment les fonctions de nutrition générale, et c'est même chez l'un de ces malades que j'ai constaté l'accroissement le plus considérable du poids du corps.

Mais l'étonnant et rapide développement d'embonpoint ne me paraît pas devoir se lier à cette espèce d'ivresse particulière, ni à la présence exclusive de l'acide carbonique et de l'alcool dans le galazyme, car la bière que j'ai administrée comparativement et qui n'est pas moins chargée du même gaz et d'alcool, a été impuissante, chez un malade, à soutenir seulement l'amélioration obtenue par la cure lactée. Il y a autre chose encore dans le galazyme, et c'est cette autre chose qui probablement produit toutes les merveilles auxquelles j'ai assisté avec calme, quoique dans un véritable étonnement, que j'ai observées sérieusement et enregistrées avec le plus grand soin, ainsi que je viens de le rappeler.

Je résumerai toutes les idées, toutes les vues qui ont surgi dans mon esprit, pendant les recherches que je viens d'entreprendre à l'aide de cette médication lactée, dans cette seule proposition : *Le galazyme qui, par sa nature, n'est pas seulement un lait gazeux, acidulé, alcoolisé, etc., mais surtout un ferment, est une organisation en germe, en puissance, portant principalement sur les éléments du tissu conjonctif dont la régression pathologique constitue la base et la nature intime de la tuberculose.*

# TABLE DES MATIÈRES

Paris. — Imprimerie de E. MARTINET, rue Mignon, 2.

www.ingramcontent.com/pod-product-compliance
Ingram Content Group UK Ltd.
Pitfield, Milton Keynes, MK11 3LW, UK
UKHW031944260826
14628UKWH00004B/1844

9 782019 638412